医院护理管理实践

主 审 苏 皖 蔡华勤

主 编 孔 悦 王晓霞 李 妮

科 学 出 版 社

北 京

内 容 简 介

本书编写基于以往护理规章制度，依据最新卫生行政法律法规，结合近年来护理质量管理领域的探索和实践进行了调整，形成了规范管理和制度建设的整体思路，符合现代医院护理管理的实际需要。

本书共分为 11 章，从现代医院的护理管理制度、各级岗位管理职责、部分护理意外事件应急预案及处理流程等方面着手，内容丰富，紧贴临床管理实际，科学规范，可作为各级护理管理人员的参考用书。

图书在版编目（CIP）数据

医院护理管理实践 / 孔悦，王晓霞，李妮主编. —北京：科学出版社，2018.7
ISBN 978-7-03-058096-2

Ⅰ. ①医… Ⅱ. ①孔… ②王… ③李… Ⅲ. ①医院–护理–管理 Ⅳ. ①R47

中国版本图书馆 CIP 数据核字（2018）第 134152 号

责任编辑：杨卫华 / 责任校对：张小霞
责任印制：李 彤 / 封面设计：龙 岩

科学出版社 出版
北京东黄城根北街 16 号
邮政编码：100717
http://www.sciencep.com
北京凌奇印刷有限责任公司印刷
科学出版社发行 各地新华书店经销
*
2018 年 7 月第 一 版 开本：787×1092 1/16
2025 年 3 月第九次印刷 印张：12 1/2
字数：268 000

定价：50.00 元

(如有印装质量问题，我社负责调换)

《医院护理管理实践》编写人员

主　审　苏　皖　蔡华勤

副主审　凌小明　许　龙　郑溪水

主　编　孔　悦　王晓霞　李　妮

副主编　王爱民　彭山玲　陈　璟

编　委　（以姓氏笔画为序）

于娜英　王菊英　文晓冬　叶洪江　吕　莉
朱正安　江佩宽　杜光彬　李　琦　李　颖
李　毅　何凌云　汪晓俊　张　娟　张育平
张晓弘　陈　玲　陈　涛　陈　璟　陈凤平
苗海萍　林守钰　林秀蓉　林美娇　林晓姝
林益平　林瑞娇　罗　芳　周　妍　周晓丹
赵　壁　赵陈英　郝　岚　郦　娜　郭林红
谢海英　黄丽婷　詹海霞　魏　红

顾　问　阎成美　曹惠琴　陶小琴

前　　言

护理质量是衡量医院整体服务质量的重要标志之一，它直接影响着医院的临床医疗质量、社会形象和经济效益。护理质量管理的目的是提高患者的生命质量和生活质量，使患者在医院诊疗全过程中得到快捷、安全、满意的护理服务体验。在医疗市场竞争日益激烈及人们生活水平不断提高的今天，如何把握护理质量管理的重点、确保护理质量的稳步提升、提高患者的满意度，是护理管理者的中心任务，也是医院护理工作的主要目标。

以习近平总书记为核心的党中央把维护人民健康作为治国理政的基本要务，努力推进健康中国的建设。习总书记在全国卫生与健康大会上提出“把人民健康放在优先发展战略地位”，这对医护人员提出了更高的要求，也是医院在新医疗体制改革及军队编制体制改革新形势下面临的严峻挑战。随着医院建设的全面发展、护理队伍的日益壮大，护理工作及制度建设不断完善，护理科学管理水平不断提升。为了进一步推进医院全面质量管理和标准化管理进程、健全和完善护理管理制度，根据近年国家卫计委及有关卫生主管部门最新颁布的政策规定，结合笔者所在医院长期的临床实践经验，特编写《医院护理管理实践》，以此严格规范护理人员的从业行为，提高专业素质，为广大军地患者提供更加优质、精准的护理服务。

由于编者水平有限，书中难免有不足之处，恳请各位读者指正，以便再版时修订。

编委会

2018 年 2 月

目　录

第一章　护理质量安全核心制度

第一节　护理分级制度

护理分级[①]是患者在住院期间，医护人员根据患者病情和（或）自理能力进行评定而确定的护理级别。护理分级有 4 个级别：特级护理、一级护理、二级护理和三级护理。

一、特 级 护 理

（一）病情依据

1. 维持生命，实施抢救性治疗的重症监护患者。
2. 病情危重，随时可能发生病情变化，需要进行监护、抢救的患者。
3. 各种复杂或大手术后、严重创伤或大面积烧伤的患者。

（二）护理要点

1. 严密观察患者病情变化，监测生命体征。
2. 根据医嘱，正确实施治疗、给药措施。
3. 根据医嘱，准确测量出入量。
4. 根据患者病情，正确实施基础护理和专科护理，如口腔护理、压疮护理、气道护理及管路护理等，实施安全措施。
5. 保持患者的舒适和功能体位。
6. 实施床旁交接班。

二、一 级 护 理

（一）病情依据

1. 病情趋向稳定的重症患者。
2. 病情不稳定或随时可能发生变化的患者。
3. 手术后或治疗期间需要严格卧床的患者。
4. 自理能力重度依赖的患者。

（二）护理要点

1. 每小时巡视患者，观察患者病情变化。
2. 根据患者病情，测量生命体征。

3. 根据医嘱，正确实施治疗、给药措施。

4. 根据患者病情，正确实施基础护理和专科护理，如口腔护理、压疮护理、气道护理及管路护理等，实施安全措施。

5. 提供护理相关的健康指导。

6. 提供生活照顾。

7. 保持环境整洁、空气新鲜。

8. 了解患者心理需求。

三、二级护理

（一）病情依据

1. 病情趋于稳定或未明确诊断前，仍需观察，且自理能力轻度依赖的患者。

2. 病情稳定，仍需卧床，且自理能力轻度依赖的患者。

3. 病情稳定或处于康复期，且自理能力中度依赖的患者。

（二）护理要点

1. 每2小时巡视患者，观察患者病情变化。

2. 根据患者病情，测量生命体征。

3. 根据医嘱，正确实施治疗、给药措施。

4. 根据患者病情，正确实施护理措施和安全措施。

5. 提供护理相关的健康指导。

6. 提供生活照顾。

7. 保持环境整洁、空气新鲜。

8. 了解患者心理需求。

四、三级护理

（一）病情依据

病情稳定或处于康复期，且自理能力轻度依赖或无须依赖的患者。

（二）护理要点

1. 每3小时巡视患者，观察患者病情变化。

2. 根据患者病情，测量生命体征。

3. 根据医嘱，正确实施治疗、给药措施。

4. 提供护理相关的健康指导。

知识拓展

①WS/T 431-2013 护理分级。

（谢海英）

第二节 查对制度

一、医嘱查对制度

1. 每日医嘱处理、打印、执行前后，办公护士及执行护士应做到及时、认真查对，凡有疑问，必须核实后方可再执行[①]。

2. 护士应当每班查对医嘱；护士长每周总查对医嘱 1 次；每次查对医嘱后查对人必须按顺序签名。

3. 每班护士要核对上一班执行的医嘱并按顺序签名。

4. 凡需下一班执行的医嘱要交班尚未执行或需要次日执行的医嘱，在医嘱前栏线内用铅笔画“△”记号，以免遗漏，执行后擦去，按临时医嘱处理，接班者应正确执行医嘱。

5. 除在抢救或手术过程中外，不得执行口头医嘱。执行口头医嘱应做到：听、记、问、看、留、补[②]。

6. 大夜班护士核对前日医嘱的执行情况及签名情况，并进行装订保存。

二、服药、注射查对制度

1. 严格执行“三查十对”[③]制度、患者身份识别制度。

2. 注意检查药品标签、质量、批号，如不符合要求或标签不清，不得使用。

3. 摆药、加药后须经第二人核对，正确无误后方可执行。

4. 发药、注射时需带服药单及注射单（PDA），若患者提出疑问应及时查对，核实无误后方可执行。

5. 护士按时核对发药，确保服药到口。

6. 多种药物同时使用应注意配伍禁忌。

7. 使用毒、麻、限制药时认真核对，并保留安瓿。

8. 易致过敏药物给药前应详细询问有无过敏史。遵医嘱做过敏试验。药物过敏试验，由两人观察试验结果（其中一人必须为皮试执行者），及时登记并签全名；皮试阳性者，医嘱单、床头卡、手腕带须记录清楚，并将皮试结果告知患者或陪护人员。

三、输液查对制度

1. 严格执行查对制度、患者身份识别制度。

2. 严把四关，即上架关、摆药关、核对加药关、输液关。

3. 认真查对医嘱单、输液单，输入药液后须在输液巡视单上签名，标明时间。

4. 用多种药物时要注意有无配伍禁忌，配液后检查药瓶内有无细小颗粒、混浊、变色等。

5. 易致过敏药物给药前应询问有无该类药物过敏史，遵医嘱做药物过敏试验。

6. 输液时如患者提出疑问，应及时查对，核实无误后方可执行。

7. 建立床旁输液巡视单，查看输液速度，注意观察用药后的情况。

四、输血查对制度

1. 采集血交叉标本前需由采集者和核对者持标本采集单与检验系统条形码对患者的信息进行核对。

2. 抽血时，采集者持试管及标本采集单至床旁，使用两种患者身份识别的方法进行确认，正确无误后方可执行。

3. 同时有 2 名以上患者需做血交叉配血试验时，护士应分别依次执行，每次抽取一人血样。

4. 送血标本和取血必须专人进行，不得交由患者或患者家属送取。

5. 取血时必须和输血科工作人员共同查对取血单上患者所在科室、姓名、床号、住院号、血型、血量、血液成分及供血人员姓名、血型、血袋号，核对交叉试验结果并检查采血日期，注意血液内有无凝血块、血袋有无裂痕。准确无误后方可取血。

6. 血液领回病房后必须经两人共同核对（核对内容与取血时相同），无误后在取血单上双签全名和时间。

7. 输血时，必须由两名医护人员携带医嘱本及输血单共同到床旁，严格执行输血“三查十对”[④]制度，采用两种患者身份识别的方法，核对无误后方可执行。输血单存放于病历归档。

8. 输血完毕应填写输血反馈单，并低温保留血袋 24 小时。

五、手术患者查对制度

1. 手术室接患者时，应查对科室、住院号、腕带、床号、姓名、性别、年龄、诊断、手术名称、部位（左右）及其标志，术前用药、备血检验结果、有无特殊感染、药物过敏试验结果与手术通知单是否相符，手术医嘱所带药品、物品（如 CT、X 线片）、术前用药执行及医嘱签名情况。评估患者的整体状况及皮肤情况，询问过敏史，填写手术患者交接记录单。

2. 手术护士检查准备的手术器械是否齐全，各种用品类别、规格、质量是否符合要求。患者体位摆放是否正确，暴露术野，防止发生坠床和压疮。

3. 手术人员手术前再次核对科室、住院号、腕带、床号、姓名、性别、年龄、诊断、手术部位、麻醉方法及用药、配血报告等。

4. 洗手护士打开无菌包时，查无菌包有效期及包内化学指标卡是否达标。

5. 凡体腔深部组织手术，手术前和术毕缝合前洗手护士和巡回护士都必须严格核对，共同查对清点手术包内器械、大纱垫、纱布、缝针等数目，并由巡回护士及时在手术护理记录单记录并签全名。术前、术后包内器械及物品数目相符，核对无误后方可通知手术医师关闭手术切口，严防将异物留于体内。

6. 手术切除的活检标本应由洗手护士与手术者核对，建立标本登记制度，专人负责病理标本的送检。

六、消毒供应中心查对制度

1. 回收器械物品时：查对名称、数量、初步处理情况、器物完好程度。

2. 清洗消毒时：查对消毒液的有效浓度及配制浓度、浸泡消毒时间、酶洗前残余消毒液是否冲洗干净。

3. 包装时：查对器械敷料的名称、数量、质量、湿度。

4. 灭菌前：查对器械敷料包装规格是否符合要求，装放方法是否正确；灭菌器各种仪表、程序控制是否符合标准要求。

5. 灭菌后：查试验包化学指示卡是否变色、有无湿包。植入器械每次灭菌时进行生物学监测。

6. 发放各类灭菌物品时：查对名称、有效期、数量、外观质量、灭菌标识等。

7. 随时检查备用的各种诊疗包是否在有效期内及保存条件是否符合要求。

8. 一次性使用无菌物品时：查对检验报告单，并进行抽样检查。

9. 及时对护理缺陷进行分析，查找原因并改进。

七、饮食查对制度

1. 根据医嘱，核对患者床头饮食标志，查对床号、姓名、饮食种类，并向患者宣教治疗膳食的临床意义。

2. 对于禁食患者，应在床头设有醒目标志，并告知患者或家属禁食的原因和时限。

3. 因病情限制食物的患者，其家属送来的食物需经医护人员检查后方可食用。

知 识 拓 展

①刘云. 2014. 医院护理管理制度与岗位职责[M].南京：东南大学出版社，3-4.

②执行口头医嘱应做到：听、记、问、看、留、补。

听：听清医嘱。

记：记于急救记录备用本上。

问：问/复述 2 遍，经医生确认方可执行。

看：看清药品。

留：保留安瓿，经两人检查核对后再弃去。

补：及时补记医嘱。

③三查十对

三查：操作前、中、后查。

十对：对床号、姓名、性别、年龄、药名、剂量、浓度、时间、用法、有效期。

④输血“三查十对”

三查：查储血袋有效期、血液质量及输血装置是否完好。

十对：对床号、姓名、性别、年龄、住院号、血袋号、血型、交叉配血试验结果、血液种类、剂量。

（陈凤平）

第三节　值班和交接班制度

1. 护士必须实行24小时连续轮班制，严格遵守医院规定的工作时数与护士长排班制度。

2. 值班护士必须坚守岗位，严守劳动纪律，做到“四轻”[①]、“十不准”[②]。

3. 严格执行“十不交接”[③]。

4. 按时交接班，提前做好接班前的准备工作。在交接未清楚前，交班者不得离开岗位。

5. 掌握病区动态及患者的病情与心理状态，保证各项治疗、护理准确、及时完成。

6. 认真详细地对危重患者实行床边交接，如发现病情、治疗、器材、物品交代不清和患者不在病房须立即查问。接班时发现的问题应由交班者负责，接班后发现的问题应由接班者负责。

7. 交接班的内容：“四看五查一巡视”[④]。

8. 交接班形式：集体早交班（医护集中、分开、集中与分开交替等形式酌情选用）、床边交班、口头交班、书面交班。集体早交班限定在15～30分钟完成。

知识拓展

①四轻：说话轻、走路轻、操作轻、开关门轻。

②十不准：不准擅自离岗外出；不准违反护士仪表规范；不准带私人用物入工作场所；不准在工作场所吃东西；不准做私事；不准打瞌睡、闲聊；不准玩手机；不准与患者及探陪人员争吵；不准接受患者馈赠；不准利用工作之便谋私利。

③十不交接：衣着穿戴不整不交接；危重患者抢救时不交接；患者出入院或转科、死亡未处理好不交接；皮试结果未观察、未记录不交接；医嘱未处理好不交接；床边处置未做好不交接；物品、麻醉药品数目不清不交接；清洁卫生未处理好不交接；未为下一班工作做好准备不交接；护理记录未书写完不交接。

④四看五查一巡视

四看：看医嘱本、看病史报告、看体温本、看各项护理记录是否完整准确、有无遗漏或错误。

五查：查新入院、查术前准备、查危重瘫痪、查大小便失禁、查大手术患者的各项处置是否妥善、及时、齐全。

一巡视：对危重、大手术后及病情有特殊变化的患者，交接班人员应共同巡视，进行床边交接。除病情巡视外，接班者还需了解全病区患者的在位和去向，注意病区环境安全等。

第四节　首问负责制

1. 护理工作首问负责制是指护士对患者、家属或其他有关人员询问的事项负责回答和解决的责任规定。首问责任人是指在本病区范围内第一位被患者、家属或其他有关人员询问到的护士。

2. 护理工作首问负责制要求全体护士必须熟悉本专业的业务知识和相关部门、科室的工作流程，明确自己的岗位职责。护士长必须对本科室的护理工作首问负责制负全责，护理组长必须对本组的护理工作首问负责制负责。

3. 每个护士都要树立“患者至上”的理念，在对患者的服务上做到分工不分家，有求必应、有问必答、态度和蔼、不推诿、不冷漠、不顶撞，不能使用“不知道”“不清楚”“不归我管”等类似的用语。

4. 当患者或家属询问护士时，属于本人工作职责范围内的问题要立即尽可能地给予答复，对其要求给予妥善解决，不能回答和解决时一定要耐心细致地解释清楚并及时引荐所属护理组或责任医生，或帮助联系有关部门给予解决。必须做到环环相扣、手手相接，不得借故推诿。

5. 为落实“首问负责制”，护士长需负责对一些共性工作进行统一安排，如监测生命体征、巡视病房、应铃等，尽可能减少环节，减少患者的询问和要求。当患者传呼时，原则上由本组护士前往，无本组护士时，他组护士应立即应铃，不得以分组为由不理不睬。

6. 当患者病情变化时，每位护士都有责任进行及时和主动的应对处理；当患者需要抢救时，所有护士都必须服从统一调度、投入抢救，不能以任何理由怠慢患者。

7. 当探视者询问时，被询问者必须以主动、热情的姿态做出积极的应答，以展现护理工作者良好的品质素养和乐于助人的精神风貌。

8. 当有电话咨询时，接电话者应给予确切的回答，无法回答时应记录电话号码，帮助联系可以解决问题的人，做好超前服务及患者离院的延伸服务等。

（谢海英）

第五节　急危重患者抢救制度①

1. 定期对护理人员进行急救知识培训，提高其抢救意识和抢救水平，抢救患者时做到人员到位、行动敏捷、有条不紊、分秒必争、五落实[②]。

2. 抢救时做到分工明确，密切配合。一般由科室主任医师或副主任医师组织并主持抢救工作，科室主任医师或副主任医师不在时由职称最高的医师主持抢救工作，但必须及时通知科室主任医师或副主任医师。

3. 特殊患者或需多学科同时抢救时，应及时报告医务部、护理部和主管院长，以便组织有关科室共同进行抢救工作，并及时与患者家属或单位联系。

4. 每日核对抢救物品，班班交接，做到账物相符。一切抢救物品、器械、药品必须做到“五定”、“三及时”[③]。抢救物品不准任意挪用或外借，必须处于应急状态。

5. 无菌物品须注明灭菌日期，保证在有效期内使用。

6. 参加抢救的医务人员必须熟练掌握各种抢救技术和抢救常规，确保抢救的顺利进行。

7. 严密观察病情变化，准确、及时填写患者护理记录单，记录内容完整、准确。因抢救未能及时记录的，应于抢救结束后6小时内据实补记。

8. 严格交接班制度和查对制度，在抢救患者过程中正确执行医嘱。执行口头医嘱应做到：听、记、问、看、留、补。

9. 护士发现抢救医嘱违反法律、法规、规章或诊疗技术规范规定的，应当及时向开具医嘱的医师提出；必要时应当向该医师所在科室的负责人或医疗卫生机构负责医疗服务管理的人员报告。

10. 抢救结束后及时清理各种物品、药品，并进行处理、补充，使抢救仪器处于备用状态。

11. 认真做好抢救患者的各项基础护理及生活护理。烦躁、昏迷及神志不清者，加床档并采取保护性约束，确保患者安全，预防和减少并发症的发生。

知 识 拓 展

①刘云. 2014. 医院护理管理制度与岗位职责[M].南京：东南大学出版社，16.

②五落实：思想、组织、药品、器械、技术落实。

③五定、三及时

五定：定人保管、定点放置、定期消毒、定品种数量、定期检查维修。

三及时：及时检查、及时消毒灭菌、及时补充。

（张　娟）

第六节　查 房 制 度

一、目　　的

1. 通过行政查房，发现问题，确认问题，提出解决问题的对策，提高护理质量和管理水平。

2. 通过业务查房，提高护理人员的专业水平，了解国内外专科护理发展新动态。
3. 通过教学查房，提高教学管理水平和学生的综合实践能力。

二、内容和要求

（一）行政查房

1. 内容
（1）查护理质量，尤其是危重患者的护理质量。
（2）查服务态度、规章制度的执行情况。
（3）查岗位职责落实情况。
（4）查护理记录。
（5）查护理操作。
（6）查病房管理。
（7）查护理安全隐患。
2. 要求
（1）护理部查房：每周护理部进行巡查并组织护士长进行一次重点检查。
（2）总护士长查房：每天对分管科室护理工作进行重点检查。
（3）科室护士长查房：按照岗位职责及护理部制订的护士长工作重点内容，有计划地安排各项检查。
（4）做好查房记录。

（二）业务查房

1. 内容
（1）分析讨论危重、典型、疑难、死亡患者病例的护理。
（2）查基础护理、专科护理落实情况。
（3）结合病例学习国内外护理新动态、新业务、新技术。
2. 要求
（1）科室护士长组织科室业务查房每季度一次。
（2）科室护士长参加科室主任查房每周一次，责任组长参加本组医生查房每周一次。
（3）护理查房前预先告知有关人员查房的内容、目的，做好查房记录并保存资料。

（三）教学查房

1. 内容
（1）分析典型病例，指导护士、护生运用护理程序。
（2）检查教学计划、教学目标落实情况。
（3）指导或示范护理技术操作。

2. 要求

（1）总带教负责组织本科室的教学查房，每季度一次。

（2）科室对每一批护理实习生至少要安排一次教学查房。

第七节　会诊制度

一、目　的

自组建护理专科学组[①]以来，在研究和推进护理专项技术、促进自身发展和患者受益方面取得了长足进步，为建立专项技术研究应用的长效机制，使患者得到及时、准确、专业的专项护理技术服务，特制定院内护理会诊制度[②]。

二、程　序

1. 会诊对象　对本专科不能解决的护理专项技术问题可提出会诊申请。

2. 会诊人员资格　护理会诊原则上由护理专业学组的主管护师以上及经专科护士培训合格的护理人员担任。

3. 会诊申请　由责任护士填写书面会诊单，科室护士长签字后上报各专业学组批准，由学组通知受邀请人员后执行。

4. 会诊时间　急诊 24 小时内完成，一般会诊 48 小时内完成，突发情况时随叫随到。

5. 会诊记录　所有会诊均由本科室责任护士汇报病情。受邀会诊人员会诊完毕后要在相关护理记录中翔实记录护理会诊内容并签名。

知识拓展

①护理专业学组：压疮护理学组、静脉治疗管理学组、糖尿病护理学组、疼痛护理学组、心理学组、重症监护学组等。

②刘云. 2014. 医院护理管理制度与岗位职责[M].南京：东南大学出版社，18.

第八节　疑难病例讨论制度

1. 为提高护理质量及业务水平，将各专科疑难、特殊、死亡、护理纠纷病例及新开展项目的护理病例等作为护理讨论病例。

2. 各科室必须严格执行病例讨论制度，建立护理病例讨论登记本。

3. 凡遇到危重、疑难等病例，病区护士长应组织科室护士进行科内护理病例讨论，并及时记录。

4. 全院护理病例讨论由病区护士长提出并确定讨论时间，由护理部组织相应科室的护理专家参加。

5. 急诊护理病例讨论在24小时内完成。

6. 护理病例讨论时，护理人员必须认真负责，由病区护士长主持，责任护士详细介绍患者的情况、已采取的护理措施、目前存在的问题等，参与护理病例讨论的人员在为患者完成护理查体后，针对患者的情况对已实施的护理措施进行评价，对需解决的问题用科学的护理理论予以解释并提出意见、建议、需要注意的事情及经验教训等。

7. 各科室至少每季度进行护理病例讨论一次。

8. 护理部定期检查落实情况，检查结果与科室护理质量挂钩。

9. 处理意见需有循证依据。

第九节　新项目准入制度

凡是近年来在国内外医学领域具有发展趋势的新项目（即通过新手段取得的新成果），所在医院尚未开展过的项目和尚未使用的临床医疗、护理新手段，均称为新技术、新业务。

一、新项目申报

1. 申报护理新技术、新业务的护理人员应认真填写护理新技术、新业务项目申报审批表及人员培训、项目实施方案，经本科室核心小组讨论审核，科室护士长及科主任签署意见后报护理部。

2. 护理新技术、新业务管理组审核、评估，对拟开展新项目的主要内容、关键问题（包括先进性、可行性、科学性、实施的安全性、有效性、效益性）进行科学的论证，对该项目做出评估及准入决定。

3. 护理新技术、新业务管理组负责监督及检查护理新技术、新业务项目的实施情况，发现问题及时纠正，对项目实施过程中发生的重大问题有权做出相应处理。

4. 新项目在临床应用后，护理部应及时制定操作规范及考核标准，并列入质量考核范围。

二、新项目实施管理要求

1. 认真执行医院的各项规章制度。实施护理新技术、新业务时，应认真履行告之义务，严格执行患者签字制度。

2. 严格执行护理新技术、新业务的质量标准，对新项目的技术要求、环节与终末质量进行严格把关，防止一切过失发生，如发生意外情况，应立即启动应急方案，确保患者安全。

3. 申报人对新项目负有直接的管理责任，在项目的实施过程中应本着实事求是的科学态度，安全而高质量地服务于患者。

4. 护理新技术、新业务经审批后必须按计划实施，凡增加或撤销项目需经护理新技术、新业务管理领导小组审核同意，报护理部领导批准后方可进行。

5. 护理新技术、新业务管理领导小组每半年应对开展的新项目例行检查一次，新项目负责人应主动向护理新技术、新业务管理领导小组、主管部门和护理部汇报新技术、新业务的实施情况，并主动接受护理新技术、新业务管理领导小组、主管部门和护理部的检查、评估和验收工作。

（陈　璟）

第十节　危急值报告制度

危急值①表示危及生命的检验、检查结果，关系到患者的生命安全，临床医生需要及时得到信息，迅速给予有效的干预措施或治疗，以挽救患者生命，否则就有可能失去最佳救治机会。建立危急值报告制度②是为患者赢得抢救时间、减少医疗护理纠纷、确保医疗护理安全的有力举措。

1. 危急值包括血钙、血钾、血糖、血气、血小板计数、白细胞计数、凝血酶原时间、血培养阳性、脑脊液涂片和培养阳性等涉及患者生命体征变化而需要即刻干预的指标。

2. 护士观察到生命支持危急值时必须迅速报告医生，及时做好护理记录及交班；并分别录入“体温单”“护理记录单”，形成检验曲线图及警示标志，为医生调整诊疗方案提供科学、直观的参考依据。

（1）生命体征包括体温、脉搏、呼吸、血压，录入“体温单”。

（2）疼痛评分、血氧饱和度、末梢血糖危急值，录入“护理记录单”。

3. 检验科、检查科室对出现的危急值必须及时通过电话告知病区护士站，同时通过院内网或检验系统窗口自动弹出通报病区，病区首次接报的护士必须及时报告值班医生或经管医生。

4. 临床科室应建立危急值处理记录本，记录接获危急值患者姓名、床号、住院号（ID号）、项目名称、报告值、检验科报告时间及报告人、接报医生或护士姓名及时间、通知医生时间及医生姓名、是否处置并签全名。若仅为电话途径报告的危急值项目，病房须记录核对人，登记本至少保留2年。

5. 危急值报告与接收均遵循谁报告（接收）、谁记录（通知）的原则。临床科室接到危急值报告后，接报护士白天及时通知经管医生，夜间和节假日及时通知值班医生，并在临床危急值登记本上签全名及时间，经管医生或值班医生告知家属（视情况告知患者本人），经管医生或值班医生必须结合患者的临床表现做出判断，启动危急值应急预案，及时采取相应措施，跟踪危急值的后续变化，并在患者病历中做好记录。

6. 对检验危急值报告的项目应实行严格的质量控制，尤其是分析前质量控制措施，如应有标本采集、储存、运送、交接、处理的规定。

7. 接获危急值的临床医护人员，做好相应记录。

知识拓展

①危急值

a. 检验科危急值：血钾、血钠、血氯、血钙、GLU、WBC、PLT、PT、血AMY、胆碱酯酶等。

b. 检查科危急值：急诊外伤见大量腹水，疑似肝、脾破裂出血；急性胆囊炎考虑胆囊化脓并急性穿孔；考虑急性坏死性胰腺炎；怀疑黄体或异位妊娠破裂并大量腹水；发现肺动脉内血栓；大面积心肌梗死合并急性心力衰竭；大量心包积液合并心脏压塞；明确主动脉夹层等。

c. 心电图室危急值：急性心肌缺血改变、急性心肌梗死、室性心动过速等。

d. 放射科危急值：急性大量颅内血肿；严重的脑挫裂伤；脑疝；颅内大面积梗死；脊柱骨折；气管、支气管异物；张力性气胸；肺梗死、肺栓塞；心脏压塞、主动脉夹层；消化道穿孔；急性出血坏死性胰腺炎；肝、脾、胰等腹腔脏器破裂、大量血肿等。

②梁铭会. 2013. 医院患者安全管理目标手册[M]. 北京：科学技术文献出版社，154.

（张　娟）

第十一节　手术安全核查制度

1. 手术安全核查是由具有执业资质的手术医师、麻醉医师和手术室护士三方（以下简称三方），分别在麻醉实施前、手术开始前和患者离开手术室前，共同对患者身份和手术部位等内容进行核查的工作。

2. 本制度适用于各级各类手术，其他有创操作可参照执行。

3. 手术患者均应佩戴标示有患者身份识别信息的标识，以便核查。

4. 手术安全核查由手术医师或麻醉医师主持，三方共同执行并逐项填写手术安全核查表。

5. 实施手术安全核查的内容及流程

（1）麻醉实施前：三方按手术安全核查表依次核对患者身份（姓名、性别、年龄、病案号）、手术方式、知情同意情况、手术部位与标识、麻醉安全检查、皮肤是否完整、术野皮肤准备、静脉通道建立情况、患者过敏史、抗菌药物皮试结果、术前备血情况、假体、体内植入物、影像学资料等内容。

（2）手术开始前：三方共同核查患者身份（姓名、性别、年龄）、手术方式、手术部位与标识，并确认风险预警等内容。手术物品准备情况的核查由手术室护士执行并向手术医师和麻醉医师报告。

（3）患者离开手术室前：三方共同核查患者身份（姓名、性别、年龄）、实际手术方式，术中用药、输血的核查，清点手术用物，确认手术标本，检查皮肤完整性、动静脉通路、引流管，确认患者去向等内容。

（4）三方确认后分别在手术安全核查表上签名。

6. 手术安全核查必须按照上述步骤依次进行，每一步核查无误后方可进行下一步操作，不得提前填写表格。

7. 术中用药、输血的核查：由麻醉医师或手术医师根据情况需要下达医嘱并做好相应记录，由手术室护士与麻醉医师共同核查。

8. 住院患者手术安全核查表应归入病历中保管，非住院患者手术安全核查表由手术室负责保存一年。

9. 手术科室、麻醉科与手术室的负责人是本科室实施手术安全核查制度的第一责任人。

10. 医疗机构相关职能部门应加强对本机构手术安全核查制度实施情况的监督与管理，提出持续改进的措施并加以落实。

（陈　璟）

第二章　护理管理工作制度

第一节　护理行政管理组织体系

1. 实行分管副院长领导下，护理部主任负责制。护理部在分管院长的领导下，负责全院护理工作。它既是院部职能部门又是护理工作的指挥体系。作为职能部门，应主动与各职能科室合作，共同完成各项任务；作为护理工作指挥系统，应对全院护理工作进行组织和管理，承担组织发展的职责。

2. 护理管理实行三级管理责任制，即护理部主任、总护士长、护士长（图 2-1）。

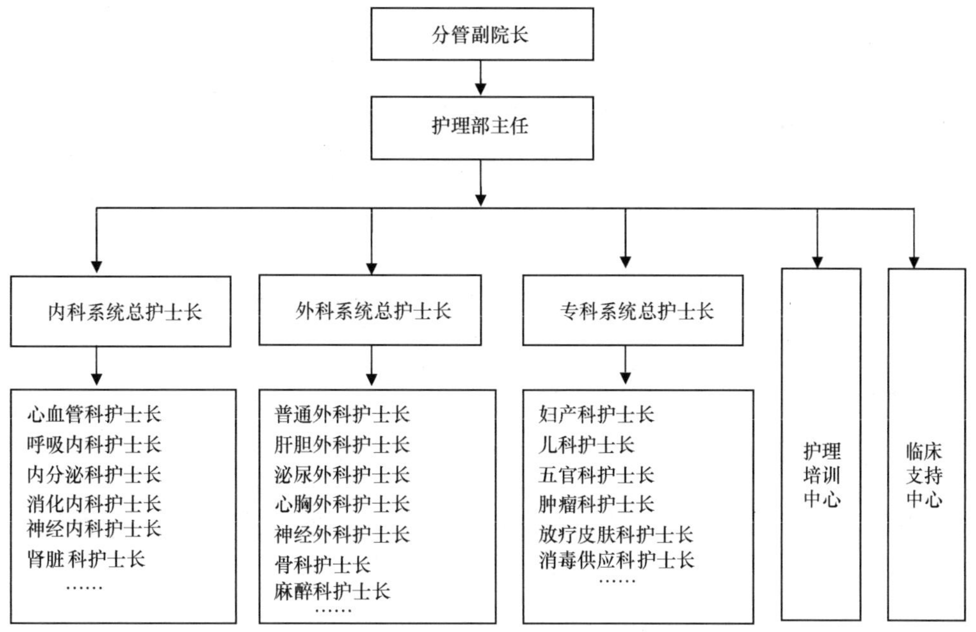

图 2-1　三级护理管理结构

3. 护理管理人员任职资质符合基本要求①。

4. 各管理层职、权、利相匹配。

5. 护理人力资质结构合理。

（1）从事护理专业的人员必须是注册护士。

（2）护理人员编制占全院卫技人员的 50%。

（3）到 2020 年，护理人员大专以上学历占比达到 95%以上。

（4）普通病房床护比≥1：0.4。

（5）ICU 床护比≥1：2.5。

（6）护理人员的使用必须遵循岗职对应、优势互补的原则。

6. 各级管理人员岗位职责明确。

知 识 拓 展

①护理管理人员的基本要求：必须有临床和管理经验，能全面地履行管理者角色所应有的职责。护理管理者必须掌握以下实践领域的知识和技能

a. 护理人员的行为基础管理知识体系和管理程序。

b. 护理实践标准。

c. 临床护理指南。

d. 护理工作相关法律法规。

e. 护理常规和理论。

f. 健康照顾和公共卫生政策。

g. 关于护理服务的有关艺术。

h. 护理服务人员的评价和结果测评、财政管理等基本知识。

第二节　护理业务管理组织体系与职责

一、护理业务管理组织体系

护理业务管理是护理管理的核心，是提高护理质量、培养合格人才、促进护理学科发展的根基，为此必须有健全、完善的护理业务管理体系，实行分级、分类管理①，分工负责，保障各项护理工作有效运行，不断提升护理业务水平。

二、职　　责

（一）护理安全质量管理委员会职责

1. 护理质量安全管理委员会对全院护理工作进行质量监控和管理，各质量管理组在委员会指导下开展工作，对委员会负责。

2. 负责制定护理质量安全管理目标和各项质量标准，形成全院统一的护理质量安全管理体系。

3. 定期对护理质量查房结果进行汇总和反馈，及时指导科室进行整改。

4. 不断加强护理质量管理内涵建设，规范管理流程与方法，进行持续的护理质量改进。

5. 每季度召开护理质量安全分析会议，对发现的共性问题、安全隐患等进行讨论分析，明确下一步护理质量管理方向。

6. 组织医院专科护理质量评价标准的制定和持续质量改进，加强对专科护理质量的督导、检查和监控。

（二）护理专业委员会职责

1. 对全院护理专业工作进行规划和指导，各护理专业组在委员会指导下开展工作，并

对委员会负责。

2. 了解国内外护理专业发展动态，积极推动专业发展。

3. 制定专业领域长期发展方向和目标，指导专业组完善专科工作标准和相关技术规范。

4. 研究、引进、指导护理新技术、新业务、新理论，加强信息交流。

5. 积极组织相关培训，树立专业标杆，打造专业品牌。

6. 培养专业护理队伍，建立专业人才库，发现和储备专业人才。

（三）护理科研管理委员会职责

1. 负责制订年度护理学术活动计划，营造浓厚的学术氛围。

2. 组织各类护理学术会议的征文、评审及投稿工作，提高医院护理论文数量和质量。

3. 副主任以上委员负责护理人员各类课题的申请、各类成果的审核和指导工作，提高申请成功率。

4. 负责检查各类课题的进展情况，指导和督促课题完成。

5. 征集优秀护理论文并筹备医院护理论文报告会。

6. 副主任以上委员担任各类学术活动的评委，客观、公正地评价各类奖项。

（四）护理专业组职责

1. 了解本专业护理发展动向和本专业领域护理工作情况，推广本专业护理新技术、新业务。

2. 每年初制订本专业委员会工作计划，年终对本年度工作进行总结，并向护理专业委员会汇报。

3. 规范本专业护理工作，制定本专业领域的工作标准和相关技术规范。

4. 每季度组织专科知识或技能培训，并定期考核，培养专业人才。

5. 定期督查专科护理工作质量，发现问题，将检查结果及时反馈至护理专业委员会，促进专科质量的持续改进。

6. 承担专科护理会诊任务，提供专业指导意见与措施。

（五）质量管理组职责

1. 按照各组负责内容，每月按计划组织护理质量查房。

2. 及时将存在的问题反馈给科室，并将检查结果、整改措施及建议上报质量管理委员会。

3. 定期组织管理小组成员会议，对倾向性问题风险隐患进行分析讨论，提出改进方案上报质量管理委员会。

4. 护理教学训练质量管理小组承担全院临床护理带教质量检查工作，每季度对实习护生和带教老师进行双向测评，及时发现和反馈临床护理带教中存在的问题，并提出整改措施上报护理质量安全管理委员会。

知 识 拓 展

①护理业务分级、分类管理：即护理部主任领导，由护理部副主任、总护士长、护理助理员等负责护理质量安全管理、护理专业、护理科研管理、护理教学等工作。

第三节　科室护理质控管理体系与职责

一、科室护理质量管理体系

科室质量管理团队是医院质量管理的一线单位，是督促科室人员遵守各项护理工作标准，落实质量管理目标、规章制度的管理组织，为保证医院三级质量管理的有效运行，科室建立三级质量管理体系——护士长、质控组长和质控员（图 2-2），完成安全风险防范、基础护理、感染控制等质量安全管理工作。

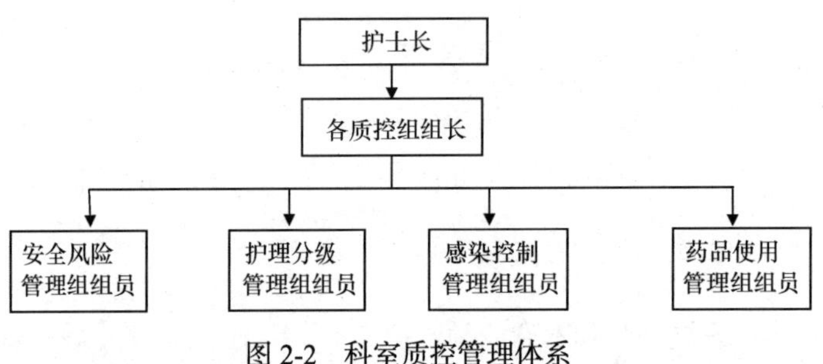

图 2-2　科室质控管理体系

二、科室护理质量管理团队职责

1. 在总护士长指导和科室护士长领导下开展工作，落实护理质量与安全管理制度，完成每月督查计划。

2. 负责对本科室护士进行各项工作制度、安全管理规范、风险防范知识、意外事件应急预案的培训，并组织考核。

3. 实施科室护理质控与护理安全督查，发现影响护理质量与护理安全的隐患，制定相关防范措施，杜绝不良事件的发生。

4. 组织护理质量讨论，分析不良事件的原因，查找事件发生与流程或系统之间的关系，提出改进措施。

5. 完善制度和工作流程，持续改进护理质量，确保患者安全。

第四节　护理部工作制度

1. 护理部有健全的护理管理体系，在分管副院长的领导下，实行护理部主任负责制，三级管理。

2. 制定护理工作发展目标、年度工作计划，做到季有工作重点、月有工作安排，并负责组织实施与督查，做好年终工作总结。

3. 建立与完善各项护理工作制度、护理质量标准、疾病护理常规及各级护理人员岗位职责。深入科室了解实际情况，定期进行效果评价，检查各项工作落实情况，体现质量持续改进情况。

4. 建立质量安全管理监控机制，定期对科室进行基础护理质量安全管理、专科护理质量等工作检查督导，减少护理不良事件的发生，指导科室进行护理质量持续改进。

5. 制订、落实各级护理人员继续教育计划。定期对各级护理人员的业务能力进行评估，组织专业理论和技能操作考核。负责继续教育学分验收，建立护理人员技术档案。

6. 每季度组织全院性护理业务查房、护理病历讨论、护理会诊，不断提高护理服务水平。指导科室开展护理新业务、新技术及危重患者抢救工作。

7. 健全各类护理会议制度，定期召开护士长会议、质量管理委员会议、护士大会、护理专题会，并做好记录。

8. 认真抓好临床护理教学、科研、三生管理工作，有专人负责，并定期组织检查。

第五节　请示报告制度

护理工作中凡有下列情况，须向院领导及护理部请示报告，护理部接到报告后，要及时深入科室，调查处理，并根据具体情况向主管副院长口头和书面报告，详细做好记录，以备案。

1. 各种严重伤、重大交通事故、突发公共卫生事件、法定传染病流行、甲类传染病发生及必须动员全院力量抢救患者时。

2. 遇军队伤病员大抢救时。

3. 发生严重护理缺陷。损坏或丢失贵重器材、药品，麻醉、精神类药品，发现大批药品失效变质。

4. 发生严重输液反应、输血反应、不良事件。

5. 除 ICU 外病房需特殊护理的危重患者。

6. 涉及法律及政治问题或有自杀倾向的患者，患者意外死亡或突然死亡。

7. 增补、修改医院护理规章制度、技术操作常规时。

8. 因工作需要增减人员或对人员进行奖惩。

9. 因工作需要增加仪器设备及重大经济开支报批。

10. 护理科研立项或护理新技术临床应用。

11. 因公出差、院外会诊、参加会议、接受院外任务。

12. 参加院外进修学习，接受来院进修人员。

13. 国内、外学者来院访问、交流、开展临床诊疗活动。

14. 可能对医院、患者造成影响的非常规工作。

第六节 护理部办事公开管理规定

按照上级指示精神，遵循办事公开原则，加强在实习生定科、护理人员业务考核和护士长经济管理工作方面的监督，努力在科室护理人、财、物管理上做到公开、公平、公正，制订以下规定。

1. 确保定科实习护士的质量。每批学生在学期的前、中、后阶段要进行理论、操作的培训考核，实习考察合格后，经科室护士长推荐、护理部面试后，由人力资源部进行正式招聘程序。

2. 建立护士业务档案。护理培训中心负责全院护理人员的专业理论技能培训，以循序渐进的方式不间断地对各层次护士实行培训考核，考核成绩记入个人技术档案，作为护士晋升、晋职、评先、表彰及送学培训、进修的依据。

3. 实施护理人员绩效考核。客观评价护士临床护理、教学科研等方面工作的成效，实施护士长、护士网上测评与实绩考核，考核结果作为年终评功、评奖、晋职、晋级的依据之一。

4. 建立护理质量管理信息系统。将护理部管理检查与护士长质量自查情况实时反馈，做到定期检查、量化评分、系统评价、公开反馈，公开存在问题、公开检查成绩，达到相互借鉴、相互促进的目的。

5. 规范科室收费标准。合理收费，无分解收费、无现金交易，落实一日清单制度，让患者明白缴费、清楚消费。

6. 制订药品管理流程。在取药、用药、退药环节上加强管控，建立贵重药品请领、保管、交接制度和病员监督制度，规范科室药品流向管理。

7. 规范科室护理人员奖金二次分配。为激发护理人员工作主动性与积极性，科室护理人员奖金实行二次分配，按照医院相关规定及护理人员绩效考核方案、护理人员奖惩规定执行，分配方案需在支部会议上讨论确定。

第七节 护士管理规定

为维护护士的合法权益，规范护理行为，提高护理团队的整体素质，保障医疗和护理安全，促进护理事业发展，根据中华人民共和国国务院令第 517 号有关《护士条例》的规定，对护士管理做出如下规定。

1. 本规定所称护士是指正规护理专业院校毕业，通过全国护理专业初级（士）资格考试，经执业注册取得中华人民共和国护士执业证书，依照《护士条例》规定从事护理活动，履行保护生命、减轻痛苦、增进健康职责的护理专业技术人员。

2. 取得全国护理专业初级（士）资格证，但未经护士执业注册者、未依照规定办理执业地点变更手续者不得独立从事护士工作。助理护士只能在护士的指导下从事临床生活护理工作。

3. 护士必须按时注册，护士执业注册有效期为 5 年。中断 3 年以上者必须按规定参加临床实践3个月，方可再次办理注册。护士变更执业地点应重新注册。

4. 新上岗护士须参加岗前培训及轮转、跟班、考试、考核等规范化培训。

5. 护士执业必须遵守职业道德和医疗护理工作的规章制度及技术规范。

6. 护士应当尊重、关心、爱护患者，保护患者的隐私。

7. 护士在执业中应正确执行医嘱，观察患者身心状态，对患者进行科学的管理，遇紧急情况应及时通知医生并配合抢救。医生不在场时，护士应当采取力所能及的急救措施。

8. 承担预防教学工作，宣传疾病知识，进行康复指导，开展健康教育，提供卫生咨询的义务。

9. 护士有义务参与公共卫生和疾病预防控制工作。发生自然灾害、公共卫生事件等严重威胁公众生命健康的突发事件时，护士应当服从组织安排，参加医疗护理救护。

10. 护士在执业中获得与其所从事的护理工作相适应的卫生防护、医疗保健服务。

11. 各能级护士享有接受护理学继续教育的权力，必须参加相应层级的护理学继续教育培训，并取得规定学分。

12. 护士人格尊严、人身安全不受侵犯。护士依法履行职责，受法律保护。

13. 护士应同工同酬，获取国家及医院提供的薪酬、社会保险，享受福利待遇及各种假期。

14. 医院每年对在护理工作中做出重要贡献的护士按照医院有关规定给予表彰、奖励。

15. 护士执业中若违反医疗护理规章制度、技术规范及劳动纪律等，由医院相关部门及护理部视情节予以批评教育、经济处罚、停职反省或终止在医院执业。

16. 全院护士的监督管理具体工作由护理部负责。

第八节　护士准入制度

1. 凡就职医院的护士，需持有国家认可的大专以上护理（或助产）专业学历，取得中华人民共和国护士执业证书，并进行护士执业注册，且为身心健康、通过合法的招聘程序录用者。

2. 新护士须经岗前培训，考试、考核合格后方可上岗。

3. 独立从事护理工作前，须再经院内护理相关项目考试，考试合格后方可独立上岗。

4. 未取得中华人民共和国护士执业证书或未办理注册的护理人员，不能独立上岗，需在注册护士的指导下开展工作。

5. 由外院转入所在医院的执业护士须按要求办理执业地点变更，并经护理部及所在病区考核合格后，方可独立上岗。

第九节　特殊护理岗位准入制度

医院目前的特殊专业科室为：ICU、产房、生殖中心、NICU、急诊科、血液净化科、手术室、介入诊疗室及消毒供应中心。凡在其科室独立从事护理工作者均需取得护士执业执照并注册，并经相关理论与技能培训考试合格，持有护理部或上级单位颁发的上岗证方可独立上岗。

一、重症监护室护士准入制度

1. 2 年以上临床护理工作经验（在岗护士 ICU 工作不足 3 年者比例<10%）。

2. 接受 3～6 个月 ICU 专业培训合格的注册护士。

3. 掌握本专业相应的医学基础理论知识、病理生理学知识及多专科护理知识和实践经验。具有一定的病情综合分析能力，具备独立工作能力的护理人员。

4. 熟练掌握心肺脑复苏、血流动力学监测、人工气道的应用及管理、常用急救器材与监护仪器的使用和管理。

5. 掌握常见急危重症患者的抢救与护理、休克患者的观察及护理、器官移植术后监护、危重患者的营养支持。

6. 护理部组织相关培训小组共同制定 ICU 专业护士培训制度，确定培训计划、内容、方式、学时数等，并组织实施。

7. 由医院专科护理管理委员会确定 ICU 专业护士准入条件，并在护理部指导下组织进行相关理论、专业技术和重症监护能力的考核。成绩合格者，经该委员会审核准入后，方可独立从事 ICU 专业护士工作，并享受 ICU 专业护士的有关待遇。

8. 遵照执行主管卫生行政部门规定的其他条件。

二、产房护士培训与准入标准

产房是孕妇待产、生产及产后观察的重要部门，产房的护士需对孕妇的产程进行密切观察与处理，完成顺产分娩手术及剖宫产术前准备等工作，并在产妇发生病情变化时给予正确的抢救处理。因此产房护士必须经过严格规范的岗位培训、考核，才能获取上岗资质。

（一）基本要求

掌握顺产接生术及剖宫产手术的准备与配合、产程的正确观察与处理，15 项护理技术操作考核合格。

（二）上岗培训时间

12 个月。

（三）接受助产专业培训

（四）岗位培训内容

1. 专科知识　助产学、妇产科护理、产程的观察与处理、顺产接生术、分娩机制、产前与产后的护理常规、新生儿阿普加评分法。

2. 专科技能　顺产接生技术、剖宫产手术配合、产科体检、四步触诊、听胎心、子宫颈扩张检查、异常产程的处理、催产素的正确使用与观察、胎膜早破的处理、胎心监护的使用与判断、摸宫缩、新生儿的处理、胎方位的检查判断。

3. 抢救技能　新生儿心肺复苏术、简易呼吸器操作、子痫的抢救、脐带脱垂的抢救、子宫破裂的抢救、羊水栓塞的抢救、前置胎盘产后大出血、抢救车的熟练使用。

4. 抢救仪器的使用　新生儿简易呼吸器、胎心监护仪、心电监护仪、成人简易呼吸器、开口器、吸氧装置、吸痰装置、注射泵、静脉微量输液泵。

5. 护理记录　产科病历的书写、产程的记录及产程图的绘制、抢救记录的书写。

（五）经科室技术考核、护士长跟班督导方可独立上岗

三、生殖中心护士培训与准入标准

生殖中心护士必须经过严格规范的岗位培训、考核，才能获取上岗资质。

（一）基本要求

通过生殖中心护士上岗考核、15项护理技术操作考核、妇产科专科护士上岗考核。

（二）上岗培训时间

3个月。

（三）岗位培训内容

1. 辅助生殖技术

（1）辅助生殖技术的概念和种类。

（2）临床应用的人工授精、体外受精–胚胎移植和单精子卵泡浆内显微注射等概况。

2. 辅助生殖技术的管理规定及伦理准则

（1）国内外有关辅助生殖技术的立法情况。

（2）辅助生殖技术的伦理学准则。

3. 不孕症

（1）不孕症的概念。

（2）女性不孕症的病因、临床表现及护理。

（3）性激素七项的名称、含义及意义。

（4）男性不育症的病因、临床表现。

（5）精液检查报告的阅读。

4. 助孕夫妇的病案管理

（1）三证原件的审核、查对、识别及复印等。

（2）助孕夫妇病案的建立、中心号、周期治疗过程的病案管理。

（3）不同助孕治疗方式护理记录单的管理。

（4）不同阶段的妊娠随访病案管理。

5. 专科药物

（1）专科药物的种类、作用和副作用。

（2）专科药物的保存、使用途径和方法。

（3）HCG 使用的重要性及注意事项。

6. 宫腔人工授精

（1）人工授精的分类适应证和方法。

（2）人工授精的准备、查对、配合和护理。

（3）妊娠随访及记录。

7. 体外受精–胚胎移植（IVF-ET）

（1）IVF 的适应证和治疗方案。

（2）取卵的术前准备、查对、术中配合及护理。

（3）预防卵巢过度刺激综合征（OHSS）发生的注意事项、OHSS 的治疗和护理。

（4）ET/FET 的术前准备、术中配合及护理。

（5）妊娠随访及记录。

（四）经科室技术考核、护理部理论考试合格者，由护理部发放上岗证，方可独立上岗

四、NICU 护士培训与准入标准

NICU 是科室救治、护理刚出生至 28 天新生儿的重要场所，NICU 护士必须经过严格规范的岗位培训、考核，才能获取上岗资质。

（一）基本要求

通过医院监护室护士上岗考核及 15 项护理技术操作考核者。

（二）上岗培训时间

6 个月。

（三）接受NICU护理专业培训

（四）岗位培训内容

1. 专科知识　新生儿常见病的观察及护理。

2. 专科技能　动静脉采血、外周静脉穿刺置管术、配药时的药物剂量换算、PICC置管的维护、呼吸机的管理、病房的院感防控、早产儿呼吸暂停的观察及处理方法。

3. 抢救技能　新生儿心肺复苏术、简易呼吸器的操作、气道护理。

4. 抢救仪器的使用　呼吸机、监护仪、注射泵、血气分析仪、输液泵、保暖箱、抢救台、T组合器。

5. 护理记录　监护记录单、护理计划、特护记录单的书写。

（五）经科室技术考核、护理部理论考试合格者，由护理部发放上岗证，方可独立上岗

五、急诊护士培训与准入标准①

急诊科是急救医疗服务系统（EMSS）的重要环节，是决定抢救成功率的关键场所。护士必须经过严格规范的岗位培训、考核，才能获取上岗资质。

（一）基本要求

1. 热爱急诊专业护理工作，具有高度的责任心。
2. 通过急诊专业计划培训的注册护士。
3. 身体健康，能适应高强度紧张的工作。
4. 具备以下业务素质
（1）各种急诊的救护技能。
（2）多脏器功能动态监测指标和技能。
（3）危重病情的观察、分析、判断和处理能力。
（4）常见异常心电图的阅读能力。
（5）各种急救设施异常情况的排障能力。
（6）急救护理的研究能力。
5. 具有与急诊患者和家属良好的沟通能力。
6. 具有依法护理和规避风险的能力。

（二）上岗培训时间

6个月。

（三）岗位培训内容

1. 各科急救护理理论。
2. 急救护理技能
（1）开放各类静脉的方法。
（2）开放气道的方法。
（3）管路的插入。
（4）仪器的使用。
（5）救护技术如止血、包扎。
（6）观察急救技巧，如识别趋势图、创伤评分、格拉斯哥评分、危急值。
3. 急救护理管理
（1）国内外急救护理管理新理念。
（2）急救人员的素质。
（3）沟通技巧。
（4）记录原则与管理。
（5）人力与财物管理。
（6）职业风险。
（7）护理安全。
（8）法规。
（9）职业防护。

（四）经科室技术考核、护理部理论考试合格者，由护理部发放上岗证，方可独立上岗

六、血液净化科护士培训与准入标准

血液净化科（中心）必须配备具有资质的护士，必须经过严格规范的岗位培训、考核，才能获取上岗资质。

（一）基本要求

1. 具备护理学大专以上学历的注册护士。
2. 从事血液透析的护士，除持有有效护理职业证书外，还必须通过省级血液净化专业培训，并获得市三级甲等综合医院进修期为3～6个月的进修证。
3. 具有血液透析质量控制中心颁发的血液净化专业岗位培训证书。
4. 无专业证书者不允许独立从事血液净化工作。

（二）培训目标

1. 掌握血液净化科护理工作的范围、特点，重点掌握责任护士的工作职责。

2. 掌握血液净化科的规章制度、工作流程。
3. 掌握血液透析专业理论知识。
4. 掌握血液净化科的专科操作技术。
5. 掌握血液净化科的应急预案。
6. 掌握血液净化科医院感染预防和控制。
7. 掌握血液净化科患者的安全管理。
8. 掌握血液净化科的健康宣教。
9. 掌握血液透析用血管通路的护理。
10. 掌握血液净化科医疗设备的使用。

（三）培训时间

3个月，采取理论学习和临床实践相结合的方式进行。

（四）培训内容

1. 血液净化护理概论。
2. 血液净化科管理及规章制度。
3. 血液净化科专业理论知识。
4. 血液净化科专科护理技术操作。
5. 血液透析用血管通路的护理。
6. 血液透析应急预案。
7. 血液净化科医院感染预防和控制。
8. 血液透析患者的安全管理。
9. 血液透析患者的健康宣教。
10. 血液净化科医疗设备的使用。

（五）经科室技术考核、护理部理论考试合格者，由护理部发放上岗证，方可独立上岗

七、手术室专科护士培训与准入标准

（一）手术室专科护士准入标准

1. 经过1年新护士应岗培训。
2. 按要求接受手术室护理专业培训。
3. 经考试合格者，持上岗证方可独立上岗。

（二）培训目标

1. 掌握手术室护理工作的范围、特点及发展趋势。

2. 掌握手术室管理的基本内容及规章制度。
3. 掌握手术室医院感染预防与控制的原则和措施。
4. 掌握手术室患者围术期护理要点。
5. 掌握手术室患者的安全管理。
6. 掌握手术配合技术和护理操作技术。
7. 掌握手术室的职业安全与防护措施。
8. 掌握手术室突发事件的应急处理。

（三）培训时间

培训时间为 3 个月，可采取全脱产或半脱产学习方式。其中 1 个月进行理论、业务知识的集中学习，2 个月在具有示教能力和带教条件的三级医院手术室进行临床实践技能学习。

（四）培训内容

1. 医院手术室护理概论。
2. 手术室管理及规章制度。
3. 手术室医院感染预防与控制。
4. 洁净手术室的管理。
5. 围术期护理。
6. 患者安全管理。
7. 手术配合技术和护理操作技术。
8. 手术室职业安全与防护。
9. 手术室突发事件的应急处理 。

（五）考核要点

1. 外科常见疾病知识及围术期护理要点。
2. 手术室各类仪器设备、器械及无菌物品等的管理。
3. 手术室医院感染的特点、危险因素及预防与控制措施。
4. 手术室的消毒灭菌、隔离技术及无菌操作技术。
5. 手术室麻醉配合技术及护理操作技术。
6. 手术室突发事件的应急处理能力。

（六）经科室技术考核、护理部理论考试合格者，由护理部发放上岗证，方可独立上岗

八、介入诊疗室护士培训与准入标准

介入放射学是以影像诊断为基础，在医学影像设备监视引导下，经过微小的切口，利用穿刺针、导管及其他器械，以达到诊断或诊疗为目的的医疗手段。介入诊疗室护士必须经过严格规范的岗位培训、考核才能获得上岗资格。

（一）基本要求

通过医院介入诊疗室护士上岗考核及15项护理技术操作考核者。

（二）上岗培训时间

3个月。

（三）接受介入诊疗室护士专业培训

（四）岗位培训内容

1. 专科知识与技能
（1）介入诊疗室的无菌管理与无菌技术。
（2）介入诊疗室护士的配合。
（3）正确识别各类导管。
（4）介入诊疗室术后处理。
（5）介入诊疗室抢救物品的配置及抢救配合。
2. 抢救技能　心肺复苏、口咽通气术、简易呼吸器的操作、微量泵的使用。
3. 抢救仪器的使用　氧气罩、吸引器、除颤仪。
4. 护理记录　介入耗材表、护理记录表、诊疗记录表、治疗记录表。

（五）经科室技术考核、护理部理论考试合格者，由护理部发放上岗证，方可独立上岗

九、消毒供应中心护士培训与准入标准

（一）不同岗位准入标准

为满足临床需求，确保全院医疗器械质量安全，特制订消毒供应中心护理人员岗位匹配原则。

1. 回收岗　护士或护师，并接受过3个月专科培训及相关院感知识培训。
2. 清洗岗　护士或护师，并接受过3个月专科培训。
3. 器械包装复核岗　护师或主管护师，并接受过6个月专科培训。
4. 精密器械包装复核岗　护师或主管护师，并接受过12个月专科培训。

5. 灭菌岗　必须让经过国家质量监督局举办的“特种设备作业证”培训班学习，并经考试合格，取得上岗证的护士或技术人员承担。

6. 发放岗　护师或主管护师，并接受过2年专科培训，工作细致且在专科知识中成绩优秀的护士。

7. 下收下送岗　接受过院感知识及专科培训3个月的护士。

特殊情况下，由护士长另做安排。

（二）不同层级岗位培训内容

1. 初级　培训时间为3个月。

（1）专科培训内容

1）医院消毒供应中心管理规范。

2）医院感染管理与消毒灭菌制度。

3）消毒供应中心各区域划分和功能。

4）医疗废物的分类与处理。

5）去污区常用设备的基本操作和使用目的。

6）职业防护技术与方法。

7）回收、清洗和下送的操作流程与质量标准。

8）各类清洗剂的用途、使用方法、时间、配制比例等基本知识。

9）服务礼节、礼貌与沟通技巧。

（2）岗位技能

1）手卫生。

2）无菌技术。

3）标准预防技术。

4）去污区常用设备的基本操作（开机前的准备、开机、自检、运行参数、各步骤的目的）。

5）普通器械的清洗技术。

6）物品回收、分类操作流程。

7）正确配制消毒剂并监测其浓度。

2. 中级　培训时间为6个月。

（1）专科培训内容

1）医院感染管理与消毒灭菌制度。

2）医院消毒供应中心清洗消毒及灭菌技术操作规范。

3）医院消毒供应中心清洗消毒及灭菌效果监测标准。

4）常规诊疗器械和物品处理基本原则和操作流程。

5）常规器械的识别（包括名称、规格、功能等）。

6）常规器械的检查、组装流程及质量标准。

7）包装材料的分类与使用方法。

8）检查包装区常用设备（清洗消毒器的卸载、封口机等）的操作规程及使用目的。

（2）岗位技能

1）熟练操作和使用各类清洗消毒器、干燥箱、超声波清洗机、封口机等设备。

2）熟练掌握管腔类器械的清洗技术（人流吸管清洗技术、穿刺针清洗技术等）。

3）熟练掌握各类普通诊疗包的检查包装技能。

4）熟练掌握各类普通及专科敷料包的检查包装技能。

5）掌握纯化水各项指标的监测与记录。

3. 高级　培训时间为 1 年。

（1）专科培训内容

1）供应室各项工作质量管理。

2）医院消毒供应中心清洗消毒及灭菌效果监测标准。

3）消毒灭菌技术。

4）环境监测的方法和指标。

5）特殊器械（专科器械）、复杂精密器械（硬式内镜等）的识别（包括名称、规格、功能等）。

6）清洗消毒器、封口机等各类仪器的监测与维护。

7）各种低温灭菌器的基本原理、操作规程及装/卸载技术。

8）高温灭菌器的基本原理、操作规程及装/卸载技术等。

（2）岗位技能

1）特殊器械、复杂精密器械的清洗技术。

2）各项监测技术（灭菌器效果监测、紫外线效果监测及环境监测等）。

3）特殊器械、复杂精细器械的检查、组装技能。

4）湿包的分析与处理方法。

5）各种低温灭菌器的操作技术及基本故障的排除。

6）高温灭菌器的操作技术、物品装载和卸载技术。

7）其他各种设备常见故障的识别与排除。

知 识 拓 展

①卫医政发[2009]50 号. 急诊科建设与管理指南. 2009

第十节　护理人员配置原则与标准

为提供优质服务及确保护理质量，护理部须根据有关规定并结合医院实际，对全院护理人力进行科学配置。

一、护理人员配置原则

1. 以人为本、满足需求原则。

2. 能级对应、结构合理原则。

3. 及时调整、动态发展原则。

4. 责、权、利相一致原则。

二、护理人员配置标准

（一）确定护理人员编制数

医院护士总数应达到全院卫技人员总数的50%以上。全院病区护士与实际开放床位比为0.4∶1，ICU床位与护士比为1∶2.5，手术室护理人员与手术台比为3∶1，同时，大专以上学历护士数不少于全院护士总数的95%。

（二）动态调整人力资源

根据病床使用率、住院人数、入院人数、危重抢救人数、手术（大、中、小）量及卧床患者数等，适当划分一类科室。并根据科室需要进行动态调整，以确保各护理单元工作良好运行。

第十一节　护理人力资源调配预案

护理人力资源管理已经成为护理管理中很重要的一个环节。在人们对健康需求日益增长的今天，有限的护理人员与繁重工作量的矛盾制约了护理学科发展和护理质量的提高。目前部队医院除了正常的临床护理工作之外，还有许多非常规的护理工作需要完成。为了能够对有限的护理人员进行合理的调配，以满足非常规护理工作的需要，特制订以下人力资源调配预案。

1. 非常规护理工作是指在特定的时间段为满足护理服务对象的特殊需要而增加的额外护理工作。在部队医院，其通常包括特护（重要首长、重大脏器移植、重大手术和抢救）、医疗队下部队（巡诊和抽血）、体检导诊和抽血、突发公共卫生事件的救治、节假日应急机动等。

2. 执行非常规护理工作时，由护理部统一抽调各护理单元护士进行调配。抽调人员要求为临床工作满2年以上，专业技术精、素质好的临床护士。

3. 调配人员时原则上为功能使用，即在系统内部调整的基础上，结合病种可进行跨系统调整。

4. 调配程序：承担非常规护理工作任务的科室（称为借入科室）应向护理部提出调配护理人员的申请，内容包括调配的原因、人员数量、工作时间段等。护理部接到调配申请后应进行认真核实，并在24小时内做出回复（调配出护理人员的科室称为借出科室）。

5. 在接到突发公共卫生事件的救治任务时，所需护理人员由护理部统一安排，各科室应全力配合。

6. 在节假日，各科室应备有二线、三线班护理人员。逢3天及以上假期时，各科室应将备班人员统一报到护理部，以备应急机动之需。

7. 借入科室应做好被调配护理人员在借入科室工作期间夜班费、过点餐费等福利待遇的申报和发放工作。被调配护理人员在借入科室工作期间原则上不欠休，如欠休应根据医院超劳务奖励发放的有关规定进行统计和奖励。以上各项统计、福利待遇和奖励发放情况应由借入科室通报给借出科室并上报护理部。

8. 被调配护理人员应纳入借入科室统一管理，服从借入科室护士长排班和临床管理，如在借入科室发生护理不良事件，应由借入科室和当事人共同承担责任，借入科室护士长承担管理责任并负责上报护理部。

9. 有关要求

（1）借入科室应取消本科室护理人员的休假，将正在休假的人员全部召回，合理进行护理人员的排班，尽量由本科室人员担任非常规护理工作任务。

（2）护理人员的调配由护理部或总护士长统一协调进行，并做好相关记录。

第十二节 护理人员绩效考核方案

一、考核目的

围绕医院工作的总体目标，建立护理人员绩效管理机制，科学评价科室护理工作数，质、量完成情况，评价护理人员职责履行和能力水平，通过客观评价充分调动护理人员的工作积极性和主动性，提高护理人员的综合素质和业务能力，从而不断提高护理质量与护理服务水平。

二、考核原则

此方案遵循定量、定性相结合的原则，以信息化技术为支撑，结合日常工作质量检查、技术培训、业务管理等内容，并通过网上测评、实绩考核，公开、公平、公正地对护理单元及个人进行评价。

三、考核范围

各护理单元及各科室护理人员。

四、考核时间

护理部每年组织进行一次考核，时间是每年的 12 月份。各科室根据科室情况酌情在 11 月进行测评考核。

五、考核内容及指标体系

1. 护理单元　以绩效考核中平衡计分卡理论为依据进行护理单元的绩效考核，主要从护理质量、护理服务、业务管理、教学科研 4 个方面进行。其中护理质量（50 分）分别从临床质量（32 分）、效率强度（15 分）、护理收益（3 分）进行考核；护理服务（11 分）突出科室病员满意度及护理投诉次数考核；业务管理（19 分）从护士长管理和业务培训两个方面进行考核；教学科研（20 分）着重从继续教育、教学质量和科研论文进行考核（表 2-1）。

表 2-1　护士绩效考评表（一）

序号	检查项目	权重	评分					得分
			10	8	6	4	2	
1	政治思想好，职业道德优良	1						
2	作风严谨细致，慎独意识强	1						
3	护理技术优良，临床经验丰富	1						
4	遵规守纪，服从分配	1						
5	爱伤观念强，服务态度好，无护理纠纷	1						
6	计划性强，能高质量完成本职工作	0.5						
7	专业理论扎实，分析、解决问题能力强	1						
8	善于与患者沟通，协调能力强	1						
9	团结协作，乐于助人	1						
10	教学能力强，教学方法好	0.5						
11	热爱学习，努力掌握新业务、新技术	0.5						
12	专科护理业务考核达标率高	0.5						

表 2-1　护士绩效考评表（二）

序号	检查项目	分数	数量	得分
1	发表非统计源期刊论文	8		
2	发表统计源期刊论文	10		
3	科内患者表扬	0.2		
4	科内星级护士	4		
5	院级奖励	10		
6	年夜班数——主管护师（20 个/年）	0.2		
7	年夜班数——护师（40 个/年）	0.2		
8	年夜班数——护士（80 个/年）	0.2		
9	每季度理论/技能考核合格（按合格率计分）	20		
10	工作量统计	0		
11	科内投诉/纠纷	–0.2		
12	半年夜班数——主管护师（10 个/年）	3		
13	半年夜班数——护师（20 个/年）	1.6		
14	半年夜班数——护士（40 个/年）	0.8		

注：实绩项目超额可加分。

夜班：按规定完成夜班数的 25%，5 分，依此类推。如代理护士长工作期间可视为完成。

理论/技能考核：仅为科室组织的理论、操作考核，次数不限。

投诉：科内投诉/纠纷 1 次，扣 0.2 分；上一级投诉/纠纷，扣 2 分/次。

2. 护理人员　以绩效考核中360°考核理论为依据对护理人员进行考核，主要从综合测评、实绩考核两个方面进行。其中综合测评占个人总分的60%，实绩考核占40%，综合测评为全科护理人员参与的网上测评，分别从德、能、勤、绩4个纬度考查护理人员的工作态度与能力水平；实绩考核主要从工作量和业绩方面进行考核，系统自动评价最终考核结果。

六、绩效考核反馈

护士长应向被考核护士反馈考核结果。护理部应当向护士长反馈考核结果，如果被考核者不同意考核结果，应先进行沟通，也可进行逐级申诉。

七、考核结果存档

绩效考核结果由科室领导、协理员签批意见后经护理部审批交人力资源部汇总存档。电子考核结果存入个人技术档案。

八、要　　求

1. 各科室要高度重视绩效考核工作，护士长要认真组织学习两个指标体系内容，并将绩效管理贯穿到护理管理工作之中，有计划、有目的地进行护理各项工作的组织管理，不断提高科学管理的水平。

2. 全体护理人员要积极参与绩效管理与考核工作，客观公正地对待考核，通过考核进一步了解自身优点与不足，不断提高个人的能力素质。

3. 护士长要认真落实考核结果的反馈工作，用绩效考核成果促进科室各项护理工作的开展，促进护理人员不断成长。

4. 要将护理人员季度绩效考核及年度绩效考核结果与护理人员评优、晋升、奖金分配等工作相结合，提高护理人员的工作积极性与自觉性。

第十三节　护士排班管理规定

一、护士排班规定

1. 护士长根据需要科学分工，合理排班。

2. 护士长必须严格遵守护理部排班规定，不得各行其是。除公差外，凡排班表上注明的班次，如“学习”“例会”都要在岗兑现。护士不准擅自更改排班和私自调班。

3. 排班表上应写明护士姓名，体现班次，实行电子排班。

4. 实行整体护理，责任护士要相对固定。

5. 各种班次上班时间、工作程序相对固定，不宜变动过多，作息时间由医院统一安排，以免影响正常秩序。

6. 正常情况下，保证每位护士每周休息 2 天。累积欠休要在年内休完，不得跨年度，欠休天数应在排班表上注明。

7. 一周内上班满 2.5 天者，周内应安排一天休息。病休中若遇有已排好的休息日，不再补休。

8. 临床各科可根据科室工作特点实行弹性排班，但每日上班累计时间不得少于医院规定的工作时间。

9. 临床各科中班提前 1.5 小时下班吃饭，提前 15 分钟回病房接班。晚上不得随意安排上、下夜连班，特殊情况需护理部批准。

10. 护士长下午参加学习或会议，若未到下班时间，应回病区检查当天工作。

11. 护士长一般情况下不顶替夜班，以保证日间正常工作。

12. 总务护士（非哺乳、妊娠者）每年应适当安排夜班 20 个以上，护师年值夜班原则上不得少于 40 个，主管护师每年值夜班不得少于 20 个。

13. 哺乳期一年内不上夜班。

14. 病休日期从开病假的当日计算。如当日上班满 4 小时，从次日计算。续开病假，不得累积顺延，应按开假条当日起计算。出院病休日期从出院当日起计算。病假一律就地休息，特殊情况须经科、院领导批准，方可异地休息。

15. 病休和休假中，遇有节假日不再补休。

16. 病假不可用加班顶替，可用例假（休息日）顶替，本季度内顶完；晚夜班、节假日病假不能用例假顶替，已报过考勤者，不能再顶替。取环公假不得累计，凡年内生产、人流、婚假者，不按全勤计算。

二、晚育护士产前、产后值夜班及哺乳时间规定

1. 护士产前妊娠满 7 个月，可免上夜班（按 28 天为一个月）。按预产期向前顺延 2 周作为产前休息，不得提前使用。

2. 护士产后休产假 6 个月（不含剖宫产假）。产后一年内不安排夜班。二胎产假 158 天，其他同一胎。

3. 哺乳期护士每天应给予 2 次授乳时间，每次授乳时间为 30 分钟。如路途较远，可将 2 次授乳时间合并使用，但不可累积使用。

第十四节　护理投诉管理制度

1. 凡是医疗护理工作中因服务态度、服务质量及自身原因或技术而发生的护理工作缺陷，引起患者或家属不满，并以书面或口头方式反映到护理部或有关部门转至护理部的意见，均为护理投诉。

2. 护理部设专人接待护理投诉，认真倾听投诉者意见，使患者有机会陈述自己的观点，

耐心安抚投诉者，并做好投诉记录。接待投诉人员要做到耐心细致，认真做好解释说明工作，避免引发新的矛盾冲突。

3. 护理部设有护理投诉报告及处理单。记录投诉事件的发生原因、分析和处理经过及整改措施。

4. 护理部接到投诉后，及时反馈并调查核实，告之相关科室的护士长。科室内应认真分析事发原因，总结经验。接受教训，提出整改措施，提交护理部备案并在例会上通报，使全科护士引以为戒，避免类似事件再次发生。

5. 投诉经核实后，护理部可根据事件情节严重程度，给予当事人相应的处理。

（1）向投诉患者或家属诚恳道歉，取得患者或家属的谅解。

（2）给予当事人批评教育。

（3）当事人认真做书面检查，在护理部备案。

（4）根据情节严重程度、对年终考核及晋升等的影响处理，造成影响恶劣者予以降级。

6. 护理部每月在全院护士长会议上总结、分析，并制定相应措施。

第十五节　护理质量持续改进制度

1. 设立护理质量–安全管理委员会，负责护理质量与安全管理及持续质量改进工作。

2. 委员会每月进行质量检查的分析反馈；每季度针对全院护理重点/难点问题进行分析，制定改进措施；每年召开一次全院护士大会，进行年度护理质量分析讲评。

3. 加强重点环节和重点部门[①]管理，建立完善各专科护理质量标准，每月进行专项检查，督促科室不断改进工作。

4. 各系统总护士长每季度进行本系统重点质量安全问题的检查，对本系统共性/高危问题进行书面分析，提出改进措施。

5. 各科室护士长根据医院护理基础/专科护理质量标准和护士长周重点工作组织自查，针对检查中发现的问题进行跟踪管理、持续改进，每月组织进行科室护理质量分析讲评，针对共性问题采取根本原因分析、PDCA、流程图等管理工具项目管理与改进，确保年度护理质量管理达标。

6. 科室质量管理小组/质量控制员按科室要求每周进行质量检查，并记录检查问题。每月汇总各类高危/高频/隐患问题，制定改进措施。

7. 成立重点专业护理小组，建立专项护理工作质量检查机制，每季度进行专项护理工作检查，提出改进意见，不断规范护理技术与方法。

8. 围绕“患者安全目标”，建立患者安全文化氛围。鼓励不良事件主动上报，对主动上报的隐患及不良事件实行非惩罚措施，共享经验教训。护理部每季度汇总各种护理不良事件并进行分析，制订改进方案，为临床护理工作提供依据，避免类似错误的反复发生。

9. 加强护理人员服务质量的督查力度，每季度进行病员满意度测评并全院公示，进一步规范护士护理行为，为患者提供优质的护理服务。

知识拓展

①重点环节和重点部门

a. 重点环节：患者用药、输血、输液、标本采集、围术期管理、病区环境安全管理等。

b. 重点部门：麻醉科、消毒供应中心、产房、重症监护室（ICU、CCU、NICU 等）、介入诊疗室、内镜室、门诊口腔科、血液净化科等。

第十六节　护理不良事件报告制度

为增强护理人员的安全管理意识，持续改进护理质量，确保患者及护士安全，特制定护理不良事件报告制度。

一、相关概念

护理不良事件：指与护理相关的损伤，在诊疗护理过程中任何可能影响患者的诊疗结果、增加患者的痛苦和负担，并可能引发护理纠纷或事故的事件。

二、护理不良事件分级

0 级：即安全隐患，事件在执行前被阻止。

Ⅰ级：事件发生并已执行，但未造成伤害。

Ⅱ级：轻微伤害，生命体征无改变，需进行临床观察及轻微处理。

Ⅲ级：中度伤害，部分生命体征改变，需进一步临床观察及简单处理。

Ⅳ级：重度伤害，生命体征明显改变，需提升护理级别及紧急处理。

Ⅴ级：永久性功能丧失。

Ⅵ级：死亡。

三、护理不良事件登记报告制度

（一）不良事件上报的重要性

1. 对于重大不良事件，启动伤害预警，可避免同样的错误。
2. 预防不良事件的方法得以传播，知识共享。
3. 集中分析可以预示事件发展的趋势。
4. 为医院推荐最佳实践指南。

（二）不良事件报告时限

1. 0～Ⅲ级　24 小时内逐级上报科室护士长、片区负责人，片区负责人视情况上报护理部主任，并填写《护理不良事件上报表》，于次月 7 日前上报护理部。

2. Ⅳ～Ⅵ级 1小时内电话通知相关职能部门，逐级上报科室护士长、片区负责人、护理部主任，并填写《护理不良事件上报表》，7天之内上报护理部，并附鱼骨图分析。

（三）不良事件报告责权

1. 不良事件当事人 发生护理不良事件时立即处理，同时报告护士长并填报不良事件上报表，按要求逐级上报。

2. 发生不良事件后 有关的记录、标本、化验结果及相关药品、器械应妥善保管，不得擅自涂改、销毁，以备鉴定。如需送检，双方当事人至少2人在场。

3. 科室负责人 确保护理不良事件得到正确处理，做好有关善后工作。Ⅳ～Ⅵ级不良事件1小时内电话通知片区负责人及护理部主任。

4. 护理部 按规定报告上级领导及主管部门，确保事件得到正确的处理，定期分析并组织改进。

5. 质量安全管理委员 每季度对不良事件进行整理、分析，确定不良事件等级，组织人员进行讨论，实施持续质量改进。

（四）不良事件报告激励制度

1. 护理部营造开放、公平、非惩罚的护理安全文化氛围。

2. 鼓励自愿报告，对主动、及时上报不良事件的科室或个人给予表扬，并按照报告人的意愿给予保密。

3. 对发生护理不良事件后不按规定报告、有意隐瞒的科室或个人，即使未造成医疗纠纷，但若事后被主管部门或他人发现，按情节轻重给予通报批评。

4. 若违反护理规章制度、护理常规及操作规程等有关规定，对医院和科室造成不良影响的投诉与纠纷，并产生相应的费用赔偿，按医院规定进行处罚。

（五）护理不良事件鉴定

1. 发生护理不良事件后，科室护士长应立即向片区负责人上报，并在规定时间内由责任护士和护士长填写《护理不良事件上报表》。

2. 片区负责人接到报告后24小时内组织相关专家或专业学组成员现场核实，提出指导意见。

3. 由片区负责人牵头组织讨论，确定案例和定性，并上报护理部。

4. 护士长组织对发生的原因、影响因素及管理等环节认真分析，确定根本原因，及时制定改进措施，并跟踪改进措施落实情况，在7天内完善讨论分析资料，科室保存一份，提交片区负责人一份，片区负责人签署意见建议后上报护理部。

四、护理不良事件管理措施

1. 护理人员应不断更新专业知识，努力提高专业技术水平。在护理工作中必须严格遵守医疗卫生管理法律，行政法规，部门规章和诊疗护理规范、常规，遵守护理服务职业道德规范。

2. 护士长每月对病区的护理安全情况分析研讨，上报《护理不良事件上报表》，并对工作中的薄弱环节制定相关的防范措施，保证护理质量持续改进。

3. 护理部应每季度组织有关人员分析不良事件发生的原因，并提出防范措施。

4. 科室应建立护理安全管理登记本，内容包括本科室发生的不良事件上报表、月护理质量讲评材料、护士自行发生/发现的护理安全问题、投诉或纠纷等。

5. 发生护理不良事件后，要积极采取补救或抢救措施，以保护患者安全第一为原则，密切观察病情，以减少或消除由于不良事件造成的后果。

五、护理不良事件报告处理流程

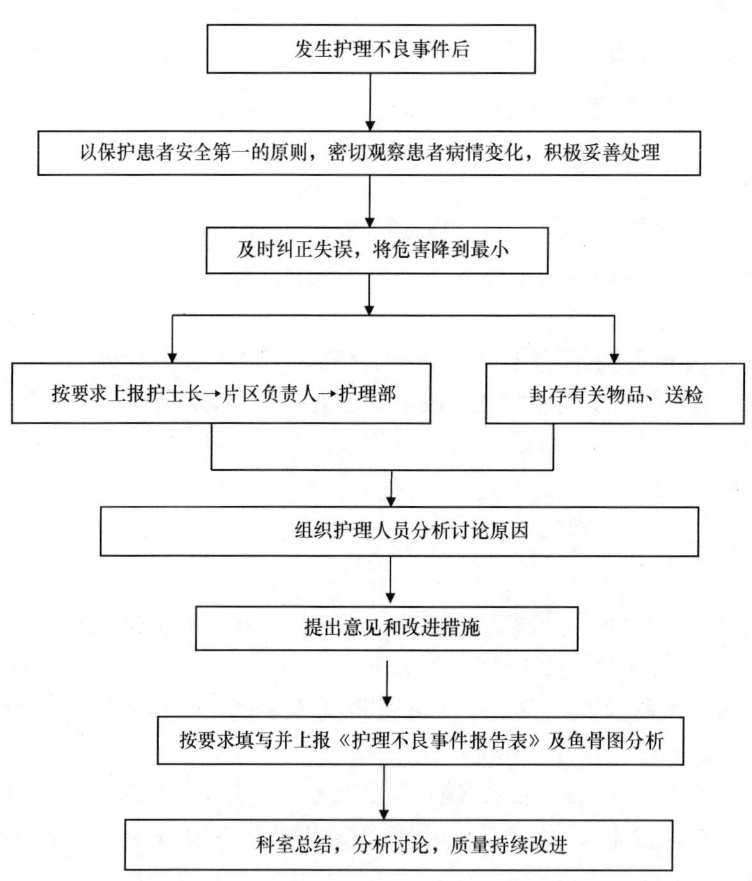

护理不良事件上报表

时间：

序号	科室	不良事件分级							事件发生经过	原因分析	整改及防范措施	预后评价及转归
		0级	Ⅰ级	Ⅱ级	Ⅲ级	Ⅳ级	Ⅴ级	Ⅵ级				
根据三甲医院检查标准：每年不良事件上报率不少于10项/100张床位。每半年科室组织典型不良事件讨论（鱼骨图）不少于一项。												

护士长签名：　　　　片区负责人签名：

住院患者护理不良事件鱼骨图分析

病区：	床位：	姓名：	性别：	年龄：
入院诊断：	责任者：	发现者：		护士长签名：
	入院日期：	发现日期：		报告日期：

事件类别：跌倒（　　）；坠床（　　）；烫伤（　　）；自杀（　　）；

患者外出不归（　　）；管路滑脱（　　）；其他（　　）

事件发生经过及伤情：

根源分析（鱼骨图）：

处理意见：

整改措施：

预后评价及转归：　　　　片区负责人意见：

护理部意见：

第三章 病区护理管理制度

第一节 病区管理制度

1. 病区管理由科主任负责，护士长积极协助，全体医护人员参与。

2. 保持病区整洁、舒适、安静、安全，避免噪声，做到“四轻”[①]。

3. 保持病区清洁卫生，注意通风，每日至少清扫1次，每周大清扫1次。病区卫生间清洁、无味。

4. 统一病区陈设，室内物品和床位应摆放整齐，位置固定，未经护士长同意不得随意搬动。

5. 工作人员应遵守医院各项规定，坚守岗位。工作时间内必须按规定着装。病区内不准吸烟，工作时间不聊天、不闲坐、不做私事。

6. 责任护士应及时向患者进行住院安全宣教，并签署住院安全告知书，鼓励患者共同参与病区管理。

7. 加强对陪护人员的管理，积极开展卫生宣教和健康教育。

8. 治疗室、护士站不得存放私人物品。原则上工作时间不接私人电话。

9. 患者被服、用具按基数配给患者使用，出院时清点收回并做终末处理。

10. 护士长全面负责保管病区财产、设备，并分别指派专人管理，建立账目，定期清点。如有遗失，及时查明原因，按规定处理。管理人员调动时要办好交接手续。

11. 每月召开工休座谈会1次，听取患者对医疗、护理、医技、后勤等的意见，对患者反映的问题要有处理意见及反馈，以不断改进工作。

12. 病区内不接待非住院患者、不会客。值班医生与护士及时督促非陪护人员离开病区，对可疑人员进行询问。严禁散发各种传单、广告及推销人员进入病区。

13. 注意节约水电，按时熄灯和关闭水龙头，杜绝长流水、长明灯。

知 识 拓 展

①“四轻”：走路轻、开关门轻、操作轻、说话轻。

第二节 患者出入院安全管理制度

一、患者入院安全管理

1. 根据患者病情及病区床位安排通知患者入院。

2. 患者接到入院通知后，持有效证件、预交押金到住院处办理入院手续。

3. 患者持住院证到病区护士站办理入住手续。

4. 患者及家属要保存好交费收据，以备出院时使用。

二、病区接诊患者安全管理

1. 患者持住院证到护士站时，护士应主动热情迎接患者，根据病情及时安排床位并办理相应手续。护士应核对患者身份，如医保卡、军人证件等，并核对腕带信息。

2. 患者及家属详细阅读住院安全告知，填好相应条款并分别签字，放入病历妥善保存。

3. 通知责任护士将患者带至床旁。核对患者姓名及床头牌；病情轻的患者嘱其休息，将随身携带的物品妥善放置；病情重的患者协助安排卧位，初步检查患者病情；交接皮肤、输液情况及特殊用药；通知医生，遵医嘱进行正确治疗。

4. 如暂时不能给患者安排床位，护士应讲明原因并给予妥善安置。

5. 责任护士为患者测体温、脉搏、呼吸、血压、体重，并记录在体温单上。

6. 向患者及家属进行住院安全宣教，并耐心回答患者及家属提出的问题。

7. 为新入院患者进行入院评估，危急时通知主管医生。

8. 遵医嘱进行各种治疗、护理、处置，必要时通知配膳员为患者送餐。

9. 危重患者需制订护理计划，加强巡视、重点交班。

三、患者办理出院安全管理

1. 由主管医生根据患者病情决定其出院时间。

2. 出院前一日由主管医生告知患者，并向患者交代病情及出院后应注意的问题。

3. 患者出院当日，医生开出院医嘱。病区责任护士见医嘱后指导患者或家属办理相应的出院手续。

4. 出院病历、出院通知书等由外勤人员送至出院结算中心。若出院带药，由护士领取后交给患者或家属，并说明用法、注意事项，在出院带药登记本上患者或家属签名。

5. 患者或家属到出院结算中心办理出院手续。

6. 责任护士为患者做出院指导，发放满意度测评表收集意见、建议。

7. 家属持出院证明回到病区，总务护士接到出院证明后办理相关手续。

四、患者转出安全管理

1. 病区主管医生根据患者病情变化确定其转出。

2. 责任护士协助医生通知患者及家属，并协助其整理物品。

3. 护士将转出患者的所有病历按转出要求书写、登记、整理。

4. 转出前，责任护士评估患者的一般情况、生命体征等，填写患者转科交接单，危重患者需由医生、护士同时护送。

5. 将病历及所有药物等交于转入病区护士。

6. 转至新病室后，由医生交代病情，护士交代患者皮肤、输液、引流管、用药、护理记录情况等。

五、患者转入安全管理

1. 转入病室接到转入通知后，根据病情准备患者床单位及必要物品。

2. 患者转入后，办公护士接病历，检查是否完整，了解患者当日治疗及用药情况。

3. 通知本病室主管医生。

4. 责任护士接患者到床旁，并协助患者安排好卧位。

5. 观察病情、生命体征、输液、引流管等；检查患者皮肤情况，并详细记录，若有疑问，立即与转出科室联系；对特殊问题做好交接班。

6. 从手术室直接返回的患者，责任护士负责迎接患者并了解手术名称、麻醉方式及术中出现的情况，监测患者的生命体征，观察患者的意识状况、各管道留置情况及皮肤情况，并认真书写于护理记录单上。

7. 协助患者整理物品。

8. 向患者介绍新病区相关规定、环境，减轻患者的紧张情绪，以更好地配合治疗及护理。

（谢海英）

第三节　治疗室管理规定

1. 严格执行治疗室的各项规章制度，专人管理。

2. 严格执行无菌技术操作规程及查对制度，各项治疗操作准备时须严肃认真，预防差错、事故。

3. 治疗室应宽敞明亮，室内保持干燥清洁。有空气消毒装置，设有流动水洗手设施。每日进行空气消毒 2 次，每月 1 次空气培养，并将报告单留存备查。

4. 室内布局合理，保持治疗室清洁整齐，清洁区、污染区分区明确，标识清楚，抹布、拖把等卫生清洁用品应专用。

5. 治疗柜内各种药品、医疗器械应标签完整、字迹清楚、位置固定、分类放置、按时整理并及时补充。贵重药品应加锁专人保管。交接班时认真清点并登记。

6. 无菌物品与非无菌用品应分别放置在固定位置，无菌物品按灭菌日期依次放入专柜。

7. 定期检查各种治疗包及无菌物品的失效期。

8. 各种消毒溶液应密闭保存，注明开启时间。

9. 医用垃圾应分类放置在指定位置，由专人负责处理，并记录、签全名。

第四节　换药室管理规定

1. 换药室须有专人负责，工作人员进入室内操作，须按要求着装，换药前后洗手。

2. 严格遵守无菌操作规程，无菌物品与非无菌物品应分别放在固定位置，不得混放。无菌物品按灭菌日期依次放入专柜，超过有效期或受潮需及时重新灭菌。

3. 无菌镊（钳）及无菌敷料罐应在有效期内使用，灭菌物品包（棉球、纱布等）一经打开，注明打开的时间，使用时间不得超过 24 小时，干罐储存的无菌持物钳使用时间不应超过 4 小时。

4. 一切换药物品（换药碗、镊、弯盘、持物钳等）均需保持无菌，并注明消毒日期，各种无菌敷料、纱布、棉球从容器中取出后不得再放回原处，换药时做到一人一碗（盘）二钳，一份无菌物品只给一人使用，每次换药完毕，整理用物，放置在固定位置。

5. 换药根据伤口情况应安排先后顺序，先换无菌伤口，后换感染伤口，即无菌供皮区→拆线→未愈合伤口→一般伤口→一般感染伤口。

6. 特殊感染伤口不得在换药室换药，应在床旁进行，所用物品不许带入换药室。

7. 换药室内被服每周更换 2 次，有污染时应随时更换。

8. 各类医疗废物应严格按照规定进行分类处置。使用后的器械及时送供应室消毒灭菌。

9. 室内要保持清洁、整齐。每日打扫卫生及通风，每天空气消毒 1～2 次，每次 1 小时，每月做空气培养 1 次，并将报告留存备查。

第五节　物品、器械管理制度

一、一般物品管理

1. 各科室对家具、各种电器物品、用具、药品、器材的领取、保管、报损，应建立账目，分类保管，定期检查，做到账物相符。

2. 护士长指定专人负责分管，每月清点，每年与有关科室核对账物 1 次，如有不符，应查明原因。

3. 各护理单元物品、器械为病区患者使用，任何人不得挪用，损坏者，按医院规定赔偿。

4. 各种抢救物品、设备、器械都应呈良好备用状态，专人管理，定点安置，定期检查维修、保养，并建立维修、保养记录本，适时进行更新补充，提高使用率。

5. 借出物品必须有登记手续和经手人签名，重要物品须经护士长同意方可借出，抢救器材一般不外借。

6. 护士长及分管人员调换工作时，必须做好交接手续，交接者共同清点、签名。

二、被服管理

1. 各病房根据床位和实际需要确定被服基数，妥善保管，如有差错追查原因。

2. 患者入院时，向患者介绍被服管理制度，以取得合作。

3. 患者出院时，值班护理人员应当面点清收回被服。

4. 使用过的被服放于指定地点，由洗衣班人员统一回收，换领干净被服备用。

三、器材管理

1. 科室内医疗器械由专人管理，定期检查维修、保养、消毒，保证使用。每班要认真清点交接。

2. 使用医疗器械时，必须了解其性能及保养方法，严格遵守操作规程，用后及时清洗，消毒后放回原处。

3. 精密、光电仪器必须指定专人负责保管，经常保持仪器清洁、干燥。用后经保管者检查性能并签字。各种仪器按不同性能妥善保管，定期保养维修。

第六节　病区医用冰箱管理制度

1. 医用冰箱存放物品包括需低温保存的药物、试剂、疫苗、生物制剂、贵重药品（人血白蛋白）。严禁放置私人物品、食品，痰、便标本和易燃易爆等危险品。

2. 医用冰箱设专人管理，每周进行清点、检查，包括清洁除霜，检查冰箱内物品、药品标签是否醒目，有无过期、受潮、霉点、丢失及冰箱温度设置（冷藏室温度控制在 2～8℃，如有特殊要求，按说明书执行）等，并做好登记。

3. 冰箱内药物、试剂、标本等用物要分类放置，标识清楚。贵重物品做好登记并列入交接班。

4. 使用中的药物、试剂、标本低温存放要求如下：

（1）药物开瓶后且未使用完时，应注明开瓶日期、有效期及开瓶者姓名。

（2）需低温保存已配制的液体，有效期不超过 24 小时，如肝素封管液，应注明药物名称、剂量、配制时间、配制人。

（3）抽吸好的针剂需低温保存，应放在铺好的无菌盘内，注明床号、姓名、药名、有效期，做好交接班。

（4）血标本、病理标本防止倾倒而污染其他物品，并做好交接班，及时送检。

第七节　化疗药物注射管理制度

1. 执行静脉化疗护理人员的资格要求为护师以上职称，从事本专科护理一年以上，静脉穿刺技术娴熟、准确率高。

2. 建立静脉化疗患者档案，掌握每位化疗患者的所有资料，包括一般资料、诊断、手术、化疗方案、血管评估表等，为执行化疗的护理人员提供完整的资料。

3. 操作前必须确认有效医嘱，并由经治医生向患者或家属说明化疗药物可能引起的不良反应，获得患者（家属）知情同意书。经双人核对床号、姓名、剂量、用药途径。

4. 护士必须了解患者病情及化疗方案。熟悉药物的剂量、用法、治疗作用、并发症①、药物之间的相互作用、配伍禁忌、避光等注意事项，药物必须现用现配，严格按照药物说明书配制药液和给药，联合化疗时，应注意化疗药物的先后顺序。

5. 操作前必须向患者及家属解释化疗程序、注意事项及可能出现的不良反应等，如静脉输入期间患者出现躁动不安，陪护家属不得随意离开，如需离开必须向护士说明，以免化疗药物外渗。

6. 做好自我防护工作，如戴口罩、帽子、双层手套、护目镜，穿一次性防护服等。配药时最好在有生物层流室的操作台进行。妊娠和哺乳期工作人员应避免接触化疗药物。

7. 严格执行无菌操作和“三查十对一注意”，确保化疗药物安全输入。选择粗且弹性较好的静脉，有计划地使用静脉，要使用静脉留置针，切不可用一次性针头输注。提高一针见血率并妥善固定。静脉条件差或长期化疗者应考虑中心静脉穿刺。

8. 注射时必须用生理盐水做引导，确认在血管内后，方可注入化疗药，注射期间必须经常检查回血情况及局部有无肿胀，注意倾听患者主诉，一旦滑出，立即停止，汇报后及时妥善处理，注射完毕后也必须用生理盐水冲洗，并用干棉球按压进针处5～10分钟，甚至更长时间。

9. 使用过的废弃物应放置在专用塑料袋内集中封闭处理，以免药物蒸发污染室内空气。

10. 必须加强巡视制度，化疗期间30分钟巡视1次，主要观察输注局部有无肿胀、疼痛，滴液是否通畅及全身反应，在输液卡上做好巡视记录，并给予健康宣教和心理支持。

11. 加强交接班制度，在执行静脉化疗操作时，应有专人负责护理，从药物的核对、配制、静脉穿刺、用药到结束，尽量在当班内完成，如需交班，应严格床边交接，并详细记录，发现异常应及时处理并逐级上报。

12. 如果发生化疗药物外渗，要按规范及时处置并填写护理缺陷报告单，逐级上报，并进行跟踪监控。

13. 建立定期随访制度，化疗结束患者出院时，必须提供详细的出院指导，出院后还要定期随访，了解化疗后患者的恢复情况，为患者提供必要的指导，保证下一个周期化疗按期顺利执行。

知识拓展

①并发症处理

a. 化疗药物外渗。

b. 栓塞性静脉炎：局部用硫酸镁或金黄散湿敷。

c. 对于白细胞严重减少的患者，应采取保护性隔离措施。

第八节　护理操作告知制度

1. 各项护理操作前应向患者或家属告知该项操作的目的、必要性、操作方法、注意事项及可能发生的不适，取得患者配合，必要时由患者或其代理人签字。

2. 操作中的关键环节要及时解释，避免不必要的误会，及时观察患者情况。

3. 操作中不得训斥、命令患者，做到耐心、细心、诚心地对待患者，熟练各项操作技能，尽可能减轻由操作带来的不适及痛苦。

4. 无论何种原因导致操作失败时，应礼貌道歉，取得患者及家属谅解，按规范重新操作。

第九节　术前患者访视制度

1. 术前访视工作由专职访视护士负责，于手术前一天进行访视，能有效缓解患者术前的恐惧心理。

2. 访视内容

（1）确认患者，自我介绍，说明访视目的。

（2）了解患者的病史，包括现病史、既往史、手术史、过敏史。

（3）了解患者的生活习惯（吸烟量、饮酒量）、生活史、社会背景（职业、社会地位等）、性格、接受手术的态度，对医生的配合程度。

（4）与患者进行心理沟通，询问患者是否担忧与顾虑，尽最大努力解除患者的焦虑；讲解入手术室后的流程、手术时的体位等。

（5）对患者一般情况进行观察，以便确认患者有无口唇、甲床、皮肤颜色的改变，有无听力、语言等障碍。

3. 访视结束后，根据所获得的资料，与手术护士进行交班，制订护理计划。

4. 手术当日到各手术间查看术前访视过的大手术患者，向患者介绍手术配合的护士。

5. 术后回访时了解患者对手术室工作的满意度，重视患者提出的意见及建议，及时解决并改正。

6. 整理访视记录，定期总结，表扬好人好事，对存在的不足进行分析整改，跟踪随访。

第十节　健康教育管理制度

护理健康教育是一种有计划的系统教育活动，是一项科技普及工作。通过健康教育既可使广大群众增加卫生知识，又利于防病和治病。各病房、科室及门诊应定期以各种形式向患者及家属进行健康教育，并使之形成制度，认真落实。

1. 患者教育情况评估　要求评估患者及家属学习动机、学习需求、学习能力及患者目前的身体状况是否适合进行健康教育。

2. 制订教育计划及方案　应包括教育目标①、教育内容、教育方式、时间安排及教育评价的时间、内容、方式。

（1）入院教育，包括环境设施、正常工作及休息时间、责任医生/护士、住院陪伴、探视制度、贵重物品、现金保管及安全管理等均由接诊护士为患者办理入院时完成，24 小时内进行评价。

（2）各类标本采集方法和特殊检查注意事项由当班护士布置时向患者说明，检查前进行评价；饮食要求、活动、休息、体位由当班护士宣教，2 天内进行评价。如遇责任护士不在岗 48 小时以上，相应的宣教工作由责任组长完成。

（3）专科疾病知识介绍，包括疾病名称、主要临床表现、治疗方法、用药指导，由责任护士在患者入院 2 天内完成评价。

（4）根据患者情况个体化进行健康指导，由责任护士于患者入院 3 天内完成评价。

（5）心理指导可穿插于其他内容宣教或日常工作中，由责任护士在患者入院 5 天内完成评价。

（6）术后复健及出院指导由责任护士酌情选择时间完成，一般在术后 5 天内进行评价。

（7）护理健康教育记录在健康宣教指导表中，完成后应由患者或家属签字。

3. 教育效果检查评价　主要评价教育对象对知识及技能的掌握情况、不良行为有无改变、健康状况有无好转、生活质量有无提高等。健康教育效果评价由责任护士、责任组长完成。

4. 质量检查及质量改进　护理部每季度、护士长每月对整个健康教育过程进行质量跟踪，检查护士对教育对象的评估是否全面、准确、及时，教育诊断是否准确，教育目标是否明确、可测量，教育计划是否可行并具针对性，教育内容是否符合患者需要，教育方式是否有针对性，教育目标的实现情况等。科室应及时对质量跟踪情况进行阶段小结、讲评，发现问题要分析原因，及时制定质量改进措施。

知 识 拓 展

①教育目标：知识目标、态度目标、技能目标。

第十一节　工休座谈会制度

1. 工休座谈会每月召开 1 次，由护士长或其他指定的高年资护士负责组织。

2. 工休座谈会除向患者宣传医院制度及健康教育外，着重听取患者对医疗、护理、饮食、服务态度和管理工作的意见和建议，患者家属的意见要落实到具体人和事，并据此改善和提高工作质量。

3. 开会前两天召集人应通知患者代表收集意见和建议。

4. 临床科室应建立工休座谈会记录本。

5. 对患者的意见和建议能够改进和采纳的应及时协调有关部门及人员解决。因故暂时不能改进和采纳的应向患者解释，并取得患者的谅解。

6. 医务人员不得因患者意见而以任何方式刁难及报复患者。

第十二节　护患沟通制度

为提高患者对疾病诊断、治疗、护理等过程及其风险性的认识，增加患者的健康知识及护理人员的责任意识和法律意识，维护良好的科室医疗秩序及护理人员的切身利益，确保护理安全，化解护患矛盾，更深层次提升护理质量，特制定本制度。

一、护患沟通时间

护患沟通贯穿于患者从住院、出院、出院后整个过程。

1. 患者入院，由办公班护士办理入院手续，通知责任护士接诊进行护理评估，做好入院宣教（介绍环境、医护人员等）。

2. 在整个住院过程中，护士在患者检查、治疗、护理、手术、处置等前、中、后阶段均应与其及家属沟通，说明目的、配合方法、注意事项等。并有针对性地做好饮食、卧位、药物、休息等方面的宣教，交代医药费用等情况。

3. 患者出院时，责任护士做好出院指导，向患者交代休息、饮食、功能锻炼、服药、病情观察、复查及其他注意事项。

4. 接受患者出院后的随访及电话咨询。

二、护患沟通方式

1. 床旁沟通　了解患者的需要及心理状况，有针对性地进行沟通。

2. 针对性沟通　可根据患者病情轻重、复杂程序及预后状况，由护士长或护理组长加强沟通，尤对已发生或有可能发生纠纷的要重点沟通。

3. 集中沟通　召开患者及家属座谈会，征求意见并进行健康教育讲课。

4. 电话回访或出院后访视沟通。

三、护患沟通技巧

护理人员应明确沟通的重要性，学习沟通技巧，讲究语言的艺术修养，提高沟通的有效性，从而建立良好的护患关系。

1. 真诚、耐心地倾听患者及家属的倾诉，尽量让患者和家属宣泄，对患者的病情尽可能做出准确的解释。

2. 沟通前要掌握患者病情、检查结果和治疗情况、医疗费用情况及患者和家属的社会及心理状况。

3. 沟通语言应通俗易懂、简单明确，避免过于专业化的术语和医院常用省略句。

4. 对有严格要求的注意事项，必须反复交代，明确无误，确保安全。

5. 使用礼貌性的语言，尊重患者人格，使用安慰性的语言，语言要讲究科学性、针对性。

6. 对丧失语言能力、需进行某些特殊检查治疗、实施患者家属不配合或不理解的行为或特殊患者，应当采用书面形式进行沟通。

7. 诊断不明或病情恶化时，在沟通前，医–护、护–护之间要相互讨论。统一认识后由护士长向家属进行解释，避免患者和家属产生不信任的疑虑心理。

8. 护患沟通应掌握“一个要求、两个技巧、三个掌握、四个留意、五个避免”①原则。

知识拓展

①一个要求、两个技巧、三个掌握、四个留意、五个避免

a. 一个要求：诚信、尊重、同情和耐心。

b. 两个技巧：倾听技巧，多听患者及家属说几句；介绍技巧，多对患者及家属说几句。

c. 三个掌握：掌握患者病情、治疗情况和检查结果；掌握医疗费用情况；掌握患者社会心理因素。

d. 四个留意：留意沟通对象受教育程度及对沟通的感受；留意沟通对象对疾病的认知程度和对交流的期望值；留意沟通对象的情绪状态；留意医务人员精神状态，学会自我控制。

e. 五个避免：避免强求沟通对象即时接受事实；避免使用易刺激对方情绪的语气和语言；避免过多地使用对方不易听懂的专业词汇；避免刻意改变对方的观点；避免压抑对方的情绪。

第十三节　医护沟通协调规定

为使护理沟通协调工作顺畅，提高医护质量和效率，保障患者医疗安全，特制定本规定。

1. 为保证诊疗活动正常、有序、有效地开展，医护之间应针对患者的情况相互交换意见、反馈信息，彼此密切配合。

2. 医护沟通时双方应语气平和、表达方式恰当，以便取得满意的沟通效果。

3. 医护沟通贯穿于整个诊疗护理活动过程，重点是抢救急危重症患者过程中的有效沟通，具体要求见危重患者抢救时执行口头医嘱的相关规定。

4. 医护沟通时应充分考虑患者个体差异、诊疗场所等因素，选择合适的时间和地点。对于有异议、不满、疑问或敏感、隐私等问题，应避免在有患者、家属或公开场合进行沟通。

5. 沟通中遇到的争议性问题，医护双方应相互尊重，不得互相推诿、指责，必要时应报告科主任和护士长共同处理。

第十四节　探视、陪护制度

1. 按医院规定探视患者，监护室患者、新生儿病房患儿不得入室探视、陪护，传染病患者（儿童除外）不得陪护。

2. 每次探视不超过 2 人，学龄前儿童不得带入病房。

3. 探视和陪护人员必须遵守院规、文明礼貌、服从医护人员的管理并遵守以下规定。

（1）不得翻阅医疗文书及资料，查房或进行诊疗工作时，陪护应退出病房。不得谈论有碍患者健康的事宜，不得私自将患者带出院外。

（2）探视和陪护者只允许到所探视、陪护的病房，不得进入其他病房。

（3）不得使用患者的用具，食用患者的膳食，不得在患者的床上坐、卧和在病区（病房）内洗澡。

（4）探视和陪护者发生传染性疾病（如上呼吸道感染）时不得探视和陪护。

（5）爱护公物，节约用水用电，保持病区（病房）的清洁整齐，不得在病房内吸烟和随地吐痰。

第十五节　病区保洁员消毒隔离制度

1. 保洁员上岗前需着工作服，不得穿拖鞋上班，不得戴戒指、手表等饰品。

2. 工作前后要勤洗手，清、污要分清。

3. 每日做好病区各病室的清洁卫生工作，各种保洁抹布一床一巾，按规定擦拭包干区的玻璃、门窗，保持病房清洁、整齐。当有血迹、粪便、体液等污染时，应先消毒处理再清洁。

4. 治疗室、病房及卫生间的拖把等卫生清洁用具要分区使用，实行颜色标记。用后应及时清洁与消毒，干燥保存。

5. 保持开水间、标本间的清洁卫生，做到无尘、无蝇、干燥、干净，定期清洗开水器。标本篮/架每日用 500mg/L 含氯消毒液擦拭消毒。

6. 不得在生活用水池或开水间清洗拖把。如地面因血液、分泌物、排泄物污染时先用1000mg/L 含氯消毒剂适量喷洒，10 分钟后再拖干净；拖把用 500mg/L 含有效氯消毒剂浸泡消毒 30 分钟后洗净，晾干备用。

7. 病区卫生间坐便器每日用 500mg/L 含氯消毒液清洗消毒。便器单人使用，不得混用。一次性便器专人专用，定期消毒。

8. 患者出院、转科或死亡后，床单位应进行终末消毒处理，不在病区走廊内清点污染被服。

9. 在处理锐器时要注意防止针刺伤、割伤，一旦发生伤害应按规定处置、报告。

第十六节　维护与尊重患者选择、隐私、知情同意权的规定

1. 制定维护与尊重患者权益的相关制度和具体措施。

2. 为患者提供多层次的医疗服务项目，并公示标准。

3. 邀请患者主动参与医疗安全活动①。

4. 患者明确自己应有的权利和应尽的义务。

5. 用规范的方式、患者能明白的语言向患者（家属）传达诊断、检查、治疗的相关信息，患者的意见应予以确认，并记录于病历中，患者诊疗信息的隐私保护要求得到落实。

6. 药物试验、医疗器械试验，手术、麻醉、输血、使用血液制品及特殊检查、特殊治

疗等高危诊疗操作前履行告知，患者知情同意率 100%。

7. 适时发布有关医疗服务信息，建立并落实医患沟通制度，以醒目的标识告知向医院投诉的地址、电话、邮箱，及时、妥善处理和反馈患者的投诉。

知识拓展

①梁铭会. 2013. 医院患者安全目标手册[M]. 北京：科学技术文献出版社，40.

第十七节　护理病历书写规范

护理病历是护理人员在护理活动过程中形成的文字、符号、图表等资料的总和，分为两部分。

第一部分是归档病历，包含两方面内容：

（1）国家卫生健康委员会要求内容，包括体温单、医嘱单（长期医嘱单、临时医嘱单）、病重（病危）患者护理记录单、手术清点记录、抢救记录、死亡记录、手术安全核查记录。

（2）所在医院根据关键环节要求书写归档部分，包括病重（病危）患者护理计划、特别护理记录单、基础护理记录单（生命体征）、大手术后 3 日患者护理记录、健康宣教指导表、术前准备告知书、住院患者压疮评估表、入院安全告知书、入住 ICU 告知书、用药告知书、转科交接单。

第二部分是科室自行保存 2 年的记录，包括医嘱执行单、交班报告（值班日志）、护理会诊单（糖尿病、伤口、静脉输液、人工气道、专科疾病），保存 3 个月的如病员日评估单、疼痛评估单、静脉置管维护记录单、人工气道防脱评估表、难免及压疮报告单、伤口处理动态记录单、床边翻身记录单、输液巡视单等。

一、护理病历具有非常重要的临床意义和法律意义

1. 为患者提供真实、客观、连续的护理资料，为医疗诊治提供依据。

2. 维护护患双方的合法权益。

3. 为护士观察患者病情和实施护理措施做出了提示，从而使护士观察患者更有针对性，为患者实施护理措施更有侧重点。

4. 规范了护士的行为，保障了护理安全，提高了护理质量。

5. 为护理科研积累了宝贵的资料，促进了护理学科的发展。

6. 完整、客观的护理记录，为举证提供了法律文件。

二、基本要求

电子病历为体温单、医嘱单（长期医嘱单、临时医嘱单）、病重（病危）患者护理记录、抢救记录、死亡记录、特别护理记录单、基础护理记录单（生命体征）、大手术后 3 日患者护理记录，其余为手写记录。

书写应遵守和执行《病历书写基本规范》《电子病历基本规范（试行）》中病历书写的共同原则。

1. 书写及电子病历录入应当客观、真实、准确、及时、完整。

2. 使用中文、通用的外文缩写和医学术语。无正式中文译名的症状、体征、疾病名称等可以使用外文。中医术语的使用依照有关标准、规范执行。

3. 内容简明扼要，重点突出，表述准确，避免主观臆断，文字工整，字迹清晰，语句通顺，标点符号正确。书写过程中若出现错字，用原色以双横线划在错字上，需修改的在双横线上方书写，不得采用刮、粘、涂等方法去除原来的字迹。

4. 应按照规定的格式和内容书写，尽量避免重复，并由相应的护理人员签名。

5. 实习生或试用期护理人员书写的护理病历，须经过科室取得执业资格并注册的护理人员审阅修改，以分子形式签名。

6. 具有执业资格的进修护士应当由护理部根据其胜任本专业工作的情况认定，方可书写护理病历。

7. 上级护理人员有审查修改、补充下级护理人员书写的护理记录的责任。用红色水笔将修改和补充的内容记录在原书写处的右上方，并在下一级护士签名处用红色水笔以分子形式签名，注明修改日期；修改时须保持原记录清晰、可辨。

8. 电子病历部分必须打印纸质版，页面整洁、清晰，患者姓名、科别、住院病历号（或病案号）、床位号、页码等信息完整。病重（病危）患者护理记录、抢救记录、死亡记录、特护记录单、大手术后 3 日患者护理记录打印后由相应护理人员手写签全名。

9. 手写记录使用 0.5mm 的蓝黑色墨水笔、碳素墨水笔、红色墨水笔。

三、具 体 要 求

（一）归档病历

1. 体温单

（1）体温单以 7 日为一页，按护理分级要求测量体温[①]，录入用于绘制患者体温、脉搏的曲线，记录入院、手术、分娩、转科、出院、死亡等时间，并记录患者的其他情况，如血压、大便次数、体重、尿量、输入液量、排出液量、术后天数（录至 7 日）、身高等。如因多次，可录入到基础护理记录单/血压观察表。

（2）体温单录入体温的时间为 0：00–4：00–8：00–12：00–16：00–20：00，不是准点体温录入的以靠准点近的为原则。

（3）发热患者经物理降温处理后所测得体温以红圈表示，无论降低或升高均绘制在降温处理前体温的同一纵格内，并以红虚线与物理降温前体温相连。

（4）脉搏短绌者，心率录入到基础护理记录单。

2. 医嘱单　医嘱是指医师在医疗活动中下达的医学指令。医嘱单分为长期医嘱单和临时医嘱单。长期医嘱单内容包括患者姓名、科别、住院 ID 号/病案号、页码、起始日期和时间、长期医嘱内容、停止日期和时间、医师签名、执行时间、执行护士签名。临时医嘱单内容包括医嘱时间、临时医嘱内容、医师签名、执行时间、执行护士签名等。医嘱内容及起始、停止时间应当由医师下达。医嘱内容应当准确、清楚，每项医嘱应当只包含一项内容，并注明下达时间，应当具体到分钟。医嘱不得涂改。需要取消时，应当使用红色墨水笔标注“取消”字样并签名。

一般情况下，医师不得下达口头医嘱。因抢救急危患者需要下达口头医嘱时，护士应当复诵两遍，简单记录在急救车备用的急救记录本上，抢救结束后，医师应当即刻据实补记医嘱。

（1）护士阅读医嘱后，应先处理临时医嘱，然后再处理其他医嘱，做到先急后缓。

（2）长期医嘱由办公护士提取，分别处理到各类执行单上，因特殊原因不能执行时，应立即报告医师由其停止医嘱。

（3）各种皮试结果应填写在皮试药物的右边，注明阴性（－）或阳性（＋）。

（4）病员迁床前医生要下达迁床医嘱，护士进行各类执行本的处理并打印出新执行单。

3. 病重（病危）患者护理记录　是指护士根据医嘱和病情对病重（病危）患者住院期间护理过程的客观记录。病重（病危）患者护理记录应当根据相应专科的护理特点书写。录入内容包括时间、出入液量、体温、脉搏、呼吸、血压等病情观察，护理措施和效果，护士签名等。记录时间应当具体到分钟，并录入到护理记录单。

4. 特别护理记录（抢救记录、死亡记录）　是指护士根据医嘱和病情对特级护理患者住院期间护理过程的客观记录。护理记录应当根据相应专科的护理特点书写。记录的首页应简述病情或手术情况、经过、处置及效果。录入内容包括时间、神志、瞳孔、体温、心率、呼吸、血压、血氧饱和度、出入液量等病情观察、护理措施和效果，并护士签名等。记录应完整、及时、准确，时间应当具体到分钟。各班交班时应做扼要的小结并签班次及全名。

（1）抢救记录：是指患者病情危重，采取抢救措施时所做的记录。因抢救急危患者未能及时书写病历的，有关医务人员应当在抢救结束后 6 小时内据实补记，并加以注明。内容包括病情变化情况、抢救时间及措施、参加抢救的医务人员姓名及专业技术职称等。记录抢救时间应当具体到分钟，并录入到特别护理记录单。

（2）死亡记录：是指对死亡患者住院期间抢救经过的记录，应当在患者抢救结束后 6 小时内据实补记。内容包括病情演变、抢救经过。记录死亡时间应当具体到分钟，录入到特别护理记录单。若患者病故，要有死亡小结。

5. 手术安全核查记录　是指由手术医师、麻醉医师和巡回护士三方在麻醉实施前、手术开始前和患者离室前，共同对患者身份、手术部位、麻醉/手术方式、麻醉/手术风险、手术使用物品清点等内容进行核对的记录，输血的患者还应对血型、用血量进行核对。手术医师、麻醉医师和巡回护士三方核对、确认并签字。

手术结束缝合前，如发现器械、敷料数量与术前不符，护士应及时要求医师共同查找，否则护士应请相关医师记录并签名。

6. 手术清点记录（手术护理记录单）　是指巡回护士对手术患者术中所用血液、器械、敷料等的记录，应当在手术结束后即时完成。手术清点记录书写内容包括患者姓名、住院病历号（或病案号）、手术日期、手术名称、术中所用各种器械和敷料数量的清点核对、巡回护士和手术器械护士签名等。

护理情况栏中的术前、术中、术毕内容打“√”或填空，不得漏项；其中不能涵盖的重要内容记录在其他情况栏内。

7. 病重（病危）患者护理计划　根据病重（病危）患者的病情制订切实可行的表格式护理计划，当班护士签全名，护士长 24 小时内审阅并签全名。病情有变化时应及时修订护理计划，以与患者的实际情况相符。

8. 基础护理记录单（血压观察表）　录入体温、脉搏、心率、呼吸、血压、血氧饱和度、出入液量，引流液记录颜色。心电监护每 2 小时录入 1 次，如有中心监护站，可直接通过网线采集数据。录入的数据必须与心电监护仪上的历史记录一致。

9. 大手术后 3 日患者护理记录　是指护士根据医嘱和病情对本专科大手术后 3 日患者住院期间护理过程的客观记录。大手术患者当日资料：手术时间、名称、麻醉方式、使用器材、术中情况、患者返回病房时间、状况、麻醉清醒时间、手术伤口情况、引流液情况等。术后 3 日应写术后天数，根据相应专科的护理特点书写。录入内容包括时间、出入液量、体温、脉搏、呼吸、血压等病情观察，护理措施和效果、护士签名等。记录时间应当具体到分钟，并录入到护理记录单。

10. 住院患者压疮评估表　对病危、病重、一级护理、截瘫、长期卧床、强迫体位、大小便失禁、极度营养不良及肥胖的住院患者进行压疮评估，院外带入、院内发生压疮 48 小时内上报护理部，压疮护理小组对其进行指导，高危者建立翻身卡。首次评估高危，护士长确认并签名。分管护士按评估频率评估和签名。

11. 健康宣教指导表　患者入院由办公护士/责任护士建立此表，首次健康宣教指导后由病员或家属确认签名。责任护士按阶段执行健康宣教并签名，组长 24 小时内检查评价并签名。住院期间健康宣教单放在病房，出院宣教完毕收回，护士长审阅签名后入档。

12. 入院安全告知书、入住 ICU 告知书、用药告知书、术前准备告知书。

患者（包括军队伤病员）入院由接诊护士实行入院安全告知，由患者或家属确认后在入院安全告知书上签名后入档。患者入住 ICU，由责任护士/组长实行入住 ICU 告知，由患者或家属确认后在入住 ICU 告知书上签名后入档。

服药护士或责任护士对患者实行用药告知，患者或家属确认后在用药告知书上签名，出院时入档。

由责任护士对手术患者行术前准备、术前宣教，患者或家属确认后签名，护士肌内注射术前针时再次检查打“√”，确认后签名收回入档。

13. 转科交接单　转出科室责任护士认真填写患者情况，转入科室护士确认无误后签名。如有不属实，应立即与转出科室责任护士确认。必要时请双方科室护士长、总护士长确认。

归档顺序：医嘱单、体温单、病重/病危患者护理计划、特别护理记录单、基础护理记录单（生命体征）、护理记录（健康宣教、护理记录）、转科交接单、手术患者交接单、手术清点记录单、术前准备指导单、住院患者压疮评估表、入院安全告知书、入 ICU 安全告知书、用药告知书。

（二）科室自行保存的文书

1. 保存2年的文书

（1）医嘱执行单：长期/临时医嘱执行后护士要签时间和姓名；医生下达临时医嘱时，备药护士要在医嘱前打“√”（或打“△”）和签名，执行护士执行临时医嘱后要在医嘱前打“√”，医嘱后签时间和姓名。

（2）交班报告（值班日志）：各责任组书写分管患者的交班报告，可用手工或电子文档书写，要体现患者的实际病情，护理措施及观察要有连续性，体现专科特点。

（3）护理会诊单：科室有伤口护理、CVC置管、PICC置管、PORT置管、人工气道等及专科疾病疑难患者时，由护理专业小组成员填写护理会诊单，护士长签字后送相关专业组组长。会诊专家根据患者情况提出会诊意见，指导并协助处置，书写会诊记录。

2. 保存3个月的文书

（1）患者日评估单：每日上午责任护士交接班后进行评估。如有病情变化及时评估，手术后必须重新评估。

（2）疼痛评估单：癌性疼痛患者建立疼痛评估单。若病员疼痛评分大于5分，则班班评估处理。

（3）静脉置管维护记录单：对CVC、PICC、PORT置管患者建立此单，责任护士每日观察，但记录必须做到2次/周。

（4）人工气道防脱评估表：对气管插管、气管切开、有创机械通气患者进行气道评估。分管护士按评估频率评估及签名。首次评估，护士长确认签名。评估高危险2小时巡视1次。

（5）难免及压疮报告单、伤口处理动态记录单、床边翻身记录卡：压疮评估高危者责任护士报告护士长，护士长酌情填写难免压疮报告单，对院外带入或院内发生压疮者责任护士填写压疮报告单，一式两份，由患者或家属确认签名，一份科室留底，另一份难免压疮报告单送总护士长处、压疮报告单送护理部。高危者建立床边翻身记录卡，各班护士翻身后签名。压疮者由科室伤口小组负责人建立伤口处理动态记录单。

（6）输液巡视单：护士输液/接瓶后要在输液单上签名，高危药品、血液制品要由两名护士共同查对后在输液单上双签名。输液完毕患者或家属在输液单上签名确认后收回。

知识拓展

①参照第4版《专科常规护理》

a. 患者测体温2次/日，连测3日，如体温正常改为每日下午测1次。

b. 体温37.1～37.4℃每日测2次，体温37.5～38.4℃每日测4次，体温38.5℃以上及病重、病危、特级护理每4小时测1次。体温恢复正常3天后，可改为每日下午测1次。

c. 手术前一日，晚间、术晨需测体温，大手术后每日测4次×7日；中手术每日测2次×7日；小手术每日测2次×3日；无异常者每日下午测1次。

（陈　璟）

第四章　护理质量安全管理制度

第一节　军队伤病员住院管理制度

一、军队伤病员住院管理制度

1. 军队伤病员住院要严格遵守医院各级有关管理规定。

2. 军队伤病员入院后，医护人员应向伤病员进行住院安全宣教，并签署住院安全告知书及安全责任书，随病历归档。

3. 上午为查房、治疗时间，伤病员不要随意离开病室，也不宜让亲友来院探视。

4. 住院期间伤病员原则上不得外出，因特殊情况需要外出时严格执行请/销假制度。

5. 护士按护理分级制度进行查房，并检查伤病员及陪护人员在位情况，伤病员着病号服，陪护要戴陪伴证。

6. 科室建立伤病员管理组织，成立临时党（团）小组，由科室护士长指定军衔（职务）较高、表现较好、伤病情较轻的伤病员担任班长，协助科室管理伤病员。

7. 军队伤病员符合出院条件的，科室应当提前一天开出院医嘱，由医务部值班室通知部队卫生机构负责人派人接回。部队按通知时间派人办理出院手续及接人，科室做好交接手续后报医务部值班室，并做好详细记录，向出院伤病员交代注意事项。如所在单位不能来人，科室由专人在出院当天告知部队伤病员返回的时间、方式及注意事项，并做好详细记录。

二、军人病区全程护理管理制度

1. 科室坚持“五个零”①、“六优先”②、“十项承诺”③。

2. 牢固树立姓军为战服务理念，严格落实为兵服务措施。服务做到“八个一”④。

3. 军人病区责任护士由护师以上职称护士担任。对军人患者做到主动服务“四知道”⑤、治疗护理“九知道”⑥。

4. 军人病区配备文化娱乐用品、报纸杂志、针线胶水、指甲剪、柜子钥匙等物品，以方便病员使用。

5. 护士长每天巡视军人病区 2 次。

6. 每月组织 1 次集体健康教育或读书读报，每月组织 1 次伤病员座谈会和政治学习。

7. 因病情需要陪护时，科室负责提供陪护床；需轮班陪护时，医院为陪护者免费提供招待所等休息场所。

8. 科室建立军人住院专用登记本，出院 1 周后进行电话随访并记录。

知识拓展

①五个零：军人就诊零障碍、军人诊治零审批、军人住院零待床、合理医疗零收费、医疗服务零投诉。

②六优先：挂号、就诊、检查、治疗、手术、取药。

③十项承诺：以无锡联勤保障中心医院“军人第一、军属优先”十项承诺为例。

a. 医院门诊、急诊设置独立的军人诊区，提供挂号、就诊、检查、审核、取药等“一站式”服务。

b. 军人门诊、诊候诊时间30分钟以内，急诊5分钟内处置，急诊、会诊20分钟内实施。

c. 除受客观条件限制外，原则上所有检查项目当天完成；血常规、生化、B超、心电图、X线片等一般检查项目，急诊30分钟、平诊2小时出报告。

d. 同一伤病员两次门诊未明确诊断的，安排住院诊治。

e. 需住院治疗的军人伤病员，24小时内安排住院，不推诿待床，不以留观代替住院。

f. 严格落实分级诊疗制度，对诊断不明、疗效不佳、确需转诊的疑难重症军人伤病员，下级医院提出转院申请，上级医院无条件及时接诊。

g. 军人就医在规定范围内合理检查、治疗和用药一律免费。

h. 军人住院师职干部住单人病区、团以下干部住双人病区，士兵每间病区不超过3人。

i. 军属包括军人配偶、子女、父母、岳父母，享受军人同等优先医疗待遇，军人诊区和军人病区向军属开放。

j. 医院军人服务热线接收军人伤病员意见反映，10分钟内予以处置，并及时反馈答复。

医院践行为军服务十项承诺工作要点：为战服务、热忱服务、便捷服务、高效服务、创新服务、规范服务、优质服务、温馨服务、延伸服务、廉洁服务。

④八个一：做一次入院宣教，提供一套洗漱用具，送上一壶开水，提供一套陪床，铺好一张床，为出院军人做一次康复指导，落实第一餐饮食，出院后进行一次电话回访。

⑤主动服务“四知道”：知道在哪里、在干什么、在想什么、需要什么。

⑥治疗护理“九知道”：床号、姓名、诊断、病情、治疗、护理问题、护理措施、心理状态、阳性体征。

第二节　护理安全管理制度

1. 严格遵守医疗卫生管理法律、行政法规，遵守医院护理规章制度和诊疗护理规范，确保护理工作的正常进行。护理部定期检查监督。

2. 护士长作为科室护理工作第一责任人，定期检查，发现事故隐患按程序及时报告，采取措施，及时改进。

3. 加强病区规范化管理。

4. 抢救器材做到“五定”[①]、“三及时”[②]，保证其处于完好备用状态。

5. 必须向住院患者进行住院安全宣教，并签署住院安全告知书。

6. 对各种治疗、检查均需履行告知程序。

7. 加强巡视病区，密切观察病情变化，发现异常情况及时报告，及时处理[③]。

8. 一旦发生医疗事故纠纷或出现可能引发纠纷时，应妥善保管好各类医疗护理文书，按规定及时上报，不得隐瞒。科室应及时组织讨论整改，跟踪改进效果。

9. 对于有异常心理状况的患者要加强监护及做好交接班，防止意外事件的发生。

10. 对危重、昏迷、瘫痪、老年及小儿患者应加强护理，必要时加床档、使用约束带，严防走失、坠床、跌倒，定时翻身，防止压疮的发生。

11. 制订并落实突发事件的应急处理预案和危重患者抢救护理预案。

12. 急危重症患者入科、转科、手术应由医务人员接送，携带病历及相关物品交接清楚后方可离开。

知 识 拓 展

①五定：定品种数量、定点放置、定人保管、定期消毒灭菌、定期检查维修。

②三及时：及时检查、及时消毒、及时补充。

③刘云. 2014. 医院护理管理制度与岗位职责[M]. 南京：东南大学出版社，21.

第三节　急救药品、器材、急救车管理制度

1. 急救车、药品、物品仅供抢救患者使用，不得随意挪用。

2. 严格执行“五定”、“三及时”。

3. 急救药品原盒包装，以左进右出的原则摆放、使用。

4. 执行口头医嘱时，应保留空安瓿以备查对。

5. 实行药品失效期预警管理，对6个月内即将过期的药品，在检查登记表上注明。

6. 急救车内药品、物品每月清点核查，并由专人每周一检查及签字，护士长每月第一周周一核查后签名。使用封条管理的科室参照执行。

第四节　患者身份识别与腕带管理制度

一、患者身份识别制度

1. 医务人员在进行各项诊疗护理活动中应严格执行查对制度，确保对患者实施正确的操作和治疗。患者由至少两种标识认定，如姓名、ID号、出生日期等，但不包括床号或房间号。不得采用条码扫描等信息识别技术作为唯一识别方法[①]。

2. 在实施任何有侵入性诊疗操作前，实施者亲自与患者（或家属）沟通并告知，诊疗活动前进行患者身份核对及诊疗查对，有可追溯记录[②]。

3. 落实完善护理各关键流程（急诊、病区、手术室、重症医学科、产房之间流程）的患者识别措施，严格按照交接程序进行交接记录，双方核查并签名。

4. 手术当日，手术室人员应与病区护士共同核对患者腕带标识上的内容，并与病历、患者或家属核对，无误后方能送入手术室；麻醉前、手术开始前，巡回护士、麻醉医师、手术医师共同核查患者及手术部位等；术毕手术室人员应与病区护士认真核查腕带、病历，做好患者、病情、药品及物品的交接，核查无误后方可离开。

5. 重症监护病区、新生儿室、麻醉科、急诊室等部门，以及意识不清、抢救、输血、语言交流障碍等患者，均使用腕带作为识别患者身份的重要标识②。

6. 对传染病、药物过敏等特殊患者有识别标志（腕带与床头卡）①。

7. 输血时采用双人核对来识别患者的身份①。

8. 标本采集、给药、输血或血制品、发放特殊饮食前，让患者陈述自己姓名。新生儿、意识不清、语言交流障碍等原因无法进行沟通时，让患者家属陈述患者姓名②。

二、腕带使用管理制度

1. 住院登记处负责给入院患者发放腕带。腕带的识别信息必须由医务人员核对后方可使用，腕带内容字迹清晰、准确规范。

2. 每位入院患者到达后由办公护士和责任护士负责，查对患者姓名、年龄、性别、ID号、诊断等信息，均正确后方可给患者系上腕带，并向患者及家属讲解腕带使用的注意事项及重要性。

3. 患者佩戴腕带舒适，松紧度适宜（以可容入一指为宜），腕带上的字体方向朝向核对者，腕带皮肤周围无擦伤、无血运障碍。腕带一般佩戴于患者上肢，特殊情况的佩戴于下肢，特殊原因不能佩戴者要随身携带，防止丢失。

4. 执行各项治疗护理前要认真执行患者身份识别制度。有备血者腕带应注明血型。

5. 加强对患者腕带使用情况的检查，严禁医务人员、患者及家属随意将患者腕带取下。严禁任何人涂改、刮除腕带标识信息。

6. 腕带标识是患者的专用信息，不得借予他人使用。如遇转院或腕带不慎丢失，应到住院登记处重新办理手续，领取腕带。

知 识 拓 展

①中国医院协会. 2017. 患者安全目标.

②王吉善. 2011. 三级综合医院评审标准条款评价要素与方法说明[M].北京：人民卫生出版社，50-53.

第五节　医嘱管理制度

1. 凡用于住院患者的各类药品、检查和操作项目均应下达医嘱。

2. 下达医嘱的人员必须是所在医院注册医师及经授权的注册医师；执行医嘱的人员必须是所在医院注册护士及经授权的注册护士；其他人员不得独自下达与执行医嘱。

3. 护士发现医嘱违反法律、法规、规章或诊疗技术规范规定的，应当及时向开具医嘱的医师提出；必要时应当向该科室的负责人报告①。

4. 护士提取医嘱必须准确，执行医嘱需经两人认真核对，处理医嘱应先临时后长期，先急后缓。

5. 在执业活动中，护士发现患者病情危急，应当立即通知医师；在紧急情况下为抢救垂危患者生命，应当先行实施必要的紧急救护。

6. 护士执行医嘱时须由备药者和执行者认真查对并签名，所有签名严禁代签；执行医嘱及各项处置时要做到“三查十对”。

7. 患者手术、分娩、转科后应及时停止术前、产前医嘱，执行术后、产后或转科后新医嘱。

8. 新下达的长期医嘱按医嘱时间点准确执行。

9. 若遇不良反应较大或需密切观察药物对患者的影响时，需有一名医师协助执行医嘱，并做好相应的处理准备。

10. 除抢救或手术过程中外，不得执行口头医嘱。执行口头医嘱应做到“听、记、问、看、留、补”，由执行者签时间、签全名。

11. 医嘱处理规定

（1）临时医嘱

1）临时医嘱需打印医嘱单，摆药者打“△”，并在“备药栏”签名；执行者打“√”，并在“执查栏”签名，写上执行时间。如有个别医嘱临时找人核对（摆药、执行同一人时），可以在该患者所有医嘱下一行空行的执查栏中签名，表示对此患者的医嘱都进行了查对。

2）要在医嘱单右上角标明页码。

3）每班下班前 3 人查对后（白班、夜班临时医嘱都要 3 人查对），在白班、上夜班、下夜班各医嘱最后一页用顶格双斜杠封医嘱并签名（平行线间距 0.6～0.8cm，长度为一个横格），其余医嘱未满页的在中间写“续页”。医嘱本封医嘱签名后不能再打印医嘱。办公班要负责小夜班、大夜班临时医嘱查对并签名。

4）签名一律使用蓝黑（黑）色钢/水笔。

5）临时医嘱“临检”内容可不打印出来，但要在检查系统打印出“标本采集工作清单”，双人核对、签名后保存。

6）高危药品不要求在临时医嘱单上双签名，但必须在床头输液单上有双人核对、签名。

7）医嘱开补前一天长期未领到的药物，医生说明里要写“补长期”，护士可以不签名。

8）摆药者发现无药的情况，用蓝黑（黑）色钢/水笔在药名前左小格内画“+”，补药后画“⊕”。摆药者在备药栏签名时只需写一个姓名。

9）医生执行的内容不用另外标明。

10）监护室患者转到普通病区，在监护室处理的医嘱，监护室护士标记，没有执行的医嘱在类型栏内写“病区”；病区护士接到患者，执行的医嘱标记清楚，未执行的医嘱在类型栏内写“监护室”，反之亦然。

11）医嘱作废时，“作废”两字用红笔写在医嘱前两小格中，用红笔写时间并在执查栏内签名。

12）术后、产后套餐医嘱或出院带药医嘱可在医嘱边画一斜杠，并在最后一条医嘱后签时间及姓名，但每条医嘱前打“√”。如有其他极个别情况可用铅笔标记，保存时擦去。

13）第二天术前医嘱或静脉抽血执行时间应是执行当日日期及时间，并签名。每日临时医嘱应在次日 8：00 前编号校对，用订书机装订、保存。

（2）长期医嘱：可不打印出来，按规定执行。长期医嘱处理要建立健全校对签名制度，每班 3 人校对签名；每周医嘱大校对 1 次，护士长必须参与周校对工作。

知 识 拓 展

①国务院. 2008. 护士条例第三单第十七条.

（陈凤平）

第六节　优质护理管理制度

2010 年以来，医院深入开展“优质护理服务示范工程”活动，对促进医院加强临床护理工作、提高服务质量、医患关系和谐发挥了重要作用。为认真贯彻国家卫生和计划生育委员会《关于加强军队医院临床护理工作的通知》精神，进一步落实《医院实施优质护理服务工作标准（试行）》和《临床护理实践指南》等标准规范，逐步建立推动优质护理服务健康持续发展的长效机制，特制定本制度。

1. 医院开展优质护理服务示范病区必须结合实际情况，实行责任制护理模式。

2. 在排班模式上推行“以人为本”的动态管理，实行弹性排班、连续排班（三班制），减少交接班次数。

3. 每名责任护士负责不超过 8 位患者，患者入科后，要求主班护士 5 分钟内作为首次接诊护士迎接患者入院。

4. 深化以患者为中心的服务理念，大力推进优质护理服务。责任护士运用专业知识和技能为患者提供医学照顾、病情观察、健康指导、慢病管理、康复促进、心理护理等服务，体现人文关怀[①]。

5. 护士长针对本科室特点，建立健全并及时修订具有本科室特色的临床护理工作制度、岗位职责、工作流程、疾病护理常规、护理技术操作规程、临床护理服务规范并熟练掌握。

6. 病区安全管理符合规范要求，有预防意外伤害的安全措施及警示标志。

7. 每月组织召开患者工休座谈会，根据优质服务要求征求患者意见并记录。

8. 住院患者满意度调查每月 1 次，满意率应达到 95%以上，针对患者提出的问题制订改进对策并记录。

9. 护理部每季度对责任制护理工作情况进行检查考评，针对存在的问题分析原因，提出整改措施。

知 识 拓 展

①国家卫生和计划生育委会员. 2016. 全国护理事业发展规划（2016—2020 年）.

第七节　感染控制管理制度

1. 病区收治患者应按感染与非感染性疾病分别收治，感染性疾病患者在床头卡及腕带上做标记，经管医生下达消毒隔离医嘱，并在医生说明上注明感染病种。

2. 一般情况下，病区应定时开窗通风，每日 2 次。地面湿式清扫，必要时进行空气消毒。发现明确污染时，应立即消毒。

3. 患者出院、转院、转科、死亡后均要使用消毒机对床单位进行终末消毒。

4. 物体表面（包括护士站办公用品、监护仪器、设备等的表面）无明显污染时可采用湿巾每日湿式清洁，保持清洁、干燥。被患者体液、血液、排泄物、分泌物等污染的表面，应先采用可吸附的材料将其消除，再根据污染的病原体特点选用适宜的消毒剂进行消毒①。

5. 治疗室、病区及卫生间的拖把等卫生清洁用具要分区使用，实行颜色标记。用后应及时清洁与消毒，悬挂晾干保存。夏日每月清洗空调过滤网 1 次。

6. 治疗室、检查室、术后/监护室做到“日消毒、周检查、月培养”，科室提供近 1 个月纸质记录；血压计袖带每周定期消毒。

7. 无菌物品与非无菌物品应严格分开放置，并有明显标记。定期检查无菌物品是否过期，如过期应重新消毒灭菌。

8. 无菌物品必须一人一用一消毒。

9. 治疗时做到一人一带；治疗车上物品应摆放有序，上层放置清洁与无菌物品，下层放置使用后物品；治疗车应配备速干手消毒剂，每天进行清洁与清毒，遇污染随时进行清洁与消毒②。

10. 医务人员应熟练掌握“七步洗手法”，严格落实手卫生制度。在诊治护理不同患者前后、直接接触每个患者前后应洗手；若未接触明显污染物，可使用速干手消毒剂消毒双手。

11. 医务人员掌握特殊感染及多重耐药菌感染患者及物品处置方法。

12. 医务人员进入感染患者房间，应严格执行相应疾病的消毒隔离及防护措施，必要时穿隔离衣、戴手套等。

13. 对特殊感染患者要严格限制探视及陪护人员，必要时穿隔离衣裤、戴口罩及帽子。

14. 患者的衣服、被单每周更换 1 次。在规定地点清点更换下的衣物及床单元用品。被血液、体液、分泌物、排泄物污染时及时更换，密封运送。

15. 患者使用一次性便器时需套黄色垃圾袋定点放置，出院后回收，按相关规定进行处理。

16. 患者的床头柜用消毒液擦拭，做到一桌一巾，每日 1～2 次。

17. 各种医疗废物按规定分类收集、包装、专人回收③。

18. 各种诊疗护理用品用后按医院感染管理要求进行处理，特殊感染的患者采用一次性用品，用后装入双层黄色医用垃圾袋内并在袋子外层填写垃圾的相关信息，专人负责回收，密封运送。

19. 重点部门，如麻醉科、消毒供应中心、产房、重症监护室（ICU、CCU、NICU等）、介入诊疗室、内镜室、门诊口腔科、血液净化中心等执行相应部门的消毒隔离要求。

20. 特殊疾病和感染者按相关要求执行。

知识拓展

①WS/T 512-2016 医疗机构环境表面清洁与消毒管理规范。

②WS/T 510-2016 病区医院感染管理规范。

③垃圾分类：生活垃圾、医疗废物。

医疗废物分类：感染性医疗废物、损伤性医疗废物、病理性医疗废物、化学性医疗废物、药物性医疗废物。

废物收集：黑色袋，生活垃圾；黄色袋，医疗垃圾；锐器盒，能够刺伤或割伤人体的废弃性医用锐器。

要求垃圾袋坚韧耐用、不漏水；锐器盒内盛装的锐利器具不撒漏，锐器盒一旦被封口，则无法在不破坏的情况下再次打开。

附：各种已配制药物及常用物品的有效期

1. 应根据药品说明书的要求配制药液，现用现配。
2. 配制的静脉用药放置有效期为 2 小时。
3. 已配制的高营养液必须在 24 小时内输完。
4. 已开启的各种溶媒放置有效期为 24 小时，并注明启用时间。
5. 生理盐水、肝素钠封管液在冰箱内存放，有效期为 24 小时；并注明配制日期、时间及剂量。
6. 胰岛素开启后保存方式及有效期参照药品说明书执行。
7. 外包装打开后未污染的无菌物品有效期为 24 小时，并注明开启日期、时间、姓名。
8. 无菌棉球、纱布的灭菌包装一经打开，使用时间不应超过 24 小时；干罐储存无菌持物钳使用时间不超过 4 小时。
9. 碘伏、复合碘消毒剂、季铵盐类、氯已定类、碘酊、醇类皮肤消毒剂应注明开瓶日期或失效日期，开瓶后有效期应遵循厂家的使用说明，无明确规定使用期限的应根据使用频次、环境温湿度等确定使用期限，确保微生物污染指标低于 100CFU/ml。连续使用时间最长不应超过 7 天；对于性能不稳定的消毒剂如含氯消毒剂，配制后使用时间不超过 24 小时。
10. 盛放消毒剂进行消毒与灭菌的容器，应达到相应的消毒与灭菌水平。
11. 体温计每次使用后统一收回，75%乙醇溶液浸泡 30 分钟后取出，晾干、清洁保管备用。污染的体温计用含有效氯 2000～5000mg/L 消毒液浸泡或擦拭，作用时间＞30 分钟后再清洗、消毒灭菌。浸泡体温计的乙醇每周更换 2 次。

第八节　护士职业防护①管理制度

1. 护士应遵循标准预防的原则，在工作中执行标准预防的具体措施②。
2. 科室配备有必要、合格的防护用品③。
3. 存在职业暴露风险者，如无免疫史并有相关疫苗可供使用，宜接种相关疫苗。
4. 在为患者进行治疗、护理操作过程中，要保证充足的光线。
5. 科室多人化疗时，要有专人配制化疗药。护士在配制化疗药时着装、操作规范，化疗药品使用后安瓿放入专用利器盒内，脱去手套后应洗手。

6. 处理污物时严禁用手直接抓取污物，尤其是不能将手伸入垃圾袋中向下压挤废物，以免被锐器刺伤。

7. 及时清理被污染的被服及各种污染物，防止造成二次污染及传播。

8. 发生职业暴露后，应及时进行局部处理，报告科室负责人，并按医院感染控制科制订的工作人员职业暴露（锐器伤）处理流程进行预防治疗，定期随访。

9. 发生职业暴露后应根据现有信息评估被传染的风险，现有信息包括患者的液体类型（如血液、可见体液、其他潜在的传染性液体或组织、浓缩的病毒）和职业暴露类型（即经皮伤害、经黏膜或破损皮肤、叮咬）。

10. 对于乙型肝炎病毒职业暴露者，应通过乙肝疫苗接种史和接种效果，对职业暴露者评估其乙肝病毒感染的免疫状况，并针对性地采取相应的预防措施。

11. 职业暴露后应追踪检测相关指标。

12. 具体评估、处理、预防及检测流程应遵循《血源性病原体职业接触防护原则》（GBZ/T213）及《医务人员艾滋病病毒职业暴露防护工作指导原则》。

知识拓展

①WS/T 510-2016 病区医院感染管理规范。

②标准预防措施——WS/T 510-2016 病区医院感染管理规范。

a. 进行有可能接触患者血液、体液的诊疗、护理、清洁等工作时应戴清洁手套，操作完毕，脱去手套后立即洗手或进行卫生手消毒。

b. 在诊疗、护理操作过程中，有可能发生血液、体液飞溅到面部时，应戴医用外科口罩、防护眼镜或防护面罩；有可能发生血液、体液大面积飞溅或污染身体时，应穿戴具有防渗透性能的隔离衣或围裙。

c. 在进行侵袭性诊疗、护理操作过程中，如在置入导管、经椎管穿刺等时，应戴医用外科口罩等医用防护用品。

d. 针头使用后不应回套针帽，确需回帽时应单手操作或使用器械辅助；不应用手直接接触污染的针头、刀片等锐器。废弃的锐器应直接放入耐刺、防渗漏的专用锐器盒中；重复使用的锐器应放在防刺的容器内密闭运输和处理。

e. 接触患者黏膜或破损的皮肤时应戴无菌手套。

f. 应密封运送被血液、体液、分泌物、排泄物污染的被服。

g. 有呼吸道症状（如咳嗽、鼻塞、流涕等）的患者，探视者、医务人员等应采取呼吸道卫生相关感染控制措施。

③王吉善. 2011. 三级综合医院评审标准条款评价要素与方法说明[M].北京：人民卫生出版社，264.

附：体温计破损后的处理方法

1. 当体温计破损发生汞漏出时，处理人员要戴好帽子、口罩、手套，如汞滴较大，可用稍硬的纸卷成筒或湿润棉棒收集，将汞滴和破损的水银温度计一起装在封口瓶中，以防止汞蒸气蒸发。将瓶盖拧紧后，封口瓶（不得随意丢弃）及时交有处置能力的单位处理。切勿直接用手或身体其他部位与之接触。

2. 当汞滴散落在缝隙中时，须再取适量硫黄粉进行覆盖，使之产生化反应形成硫化汞，放置 3～4 小时后清扫，清扫后的垃圾（不得随意丢弃）用报纸包好做统一处理；与此同时，房间应开窗长时间通风（保持3小时以上）。

3. 如果在床铺上打碎水银体温计，为避免对身体造成可能的危害，受污染的被褥和衣物最好不要继续使用；应尽快找出汞滴并处理，还要将被污染的被褥和衣服在太阳下曝晒，如皮肤不慎接触到汞，可立即用清水冲洗。

4. 测量口腔温度时如不小心咬碎体温计而误食水银，应先清理口腔内的玻璃碎片，然后喝牛奶或蛋清以保护肠胃，多服用纤维素含量较多的食物如韭菜等，促使其早日排出。一般情况下，被水银体温计割伤或误食水银后，应立刻到医院进行处理。

第九节　标本采集质量管理制度①

1. 标本采集前，护士应掌握各种标本的留取方法。

2. 采集标本应严格执行查对制度，医嘱、检验单及试管完好，条形码核对无误后，方可执行。

3. 标本采集时须再次核对受检查者床号、姓名、性别、年龄、科室、ID 号、标本类型、检查内容是否齐全。

4. 正确选择采血管，抽血全部使用负压真空管，一人一带一巾一针，严格无菌操作。

5. 严禁在正在输液或输血的肢体，针头、输液或输血穿刺点上方，血管内采血标本。

6. 抽血型、血交叉标本时，必须由两人核对准确无误后抽取。

7. 如同时采集多个项目的标本，注意采血项目顺序，用真空采血管抽取静脉血至相应刻度，如用加有抗凝剂（EDTA2K、肝素）的真空采血管（或一次性注射器抽取静脉血转移至加有抗凝剂的试管），应轻轻颠倒混合5～10次，确保促（抗）凝剂发挥作用。

8. 采集标本时应注意安全，应戴手套进行操作，避免直接接触受检查者的血液；如要进行直接接触HIV感染者/艾滋病（AIDS）患者的血液、体液、分泌物的操作时，应戴双层手套。

9. 标本采集后，应仔细核对标本和申请单的各项内容，检查标本管有无破损和溢漏，在系统上进行采样确认，并定点放置，打印标本采样确认清单，与护运中心护士交接，并双签名。

10. 加急标本在15分钟内采集，立即通知护运中心及时送检，血气分析的血样要求采集完毕后立即送检。

11. 采集后的标本如果不能及时送检，应做好标本的保存工作。

知 识 拓 展

①刘云. 2014. 医院护理管理制度与岗位职责[M].南京：东南大学出版社，382.

第十节　手卫生管理制度①

1. 手卫生为洗手、卫生手消毒和外科手消毒的总称。

2. 配备手卫生设备和设施，包括洗手池、清洁剂、干手设施如干手纸巾、速干手消毒剂等，设施位置应方便医务人员、患者和陪护人员使用；应有醒目、正确的手卫生标识，包括洗手流程图或洗手图标等。

3. 重点部门如麻醉科、产房、介入诊疗室、层流洁净病区、器官移植病区、重症监护病区、新生儿室、母婴室、血液净化中心、烧伤病区、感染科、口腔科、消毒供应中心等必须安装非手触式水龙头开关。

4. 清洁剂、卫生手消毒剂宜为一次性包装。

5. 每月对重点部门进行手卫生消毒效果的监测，当怀疑流行病暴发与医务人员手有关时，及时进行监测。

6. 所有医务人员必须掌握手卫生知识和正确的手卫生方法，保障洗手与手消毒效果。

7. 医务人员正确掌握洗手、手消毒指征②。

8. 医务人员手无可见污染物时，可用速干手消毒剂消毒双手代替洗手。

9. 医务人员手被感染性物质污染及直接为传染病患者进行检查、治疗、护理或处理传染病患者污染物之后，应先用流动水冲洗干净，然后使用手消毒剂消毒双手。

知 识 拓 展

①WS/T 313-2009 医务人员手卫生规范。

②-1 洗手与卫生手消毒应遵循以下原则

a. 当手部有血液或其他体液等肉眼可见的污染时，应用肥皂（皂液）和流动水洗手。

b. 手部没有肉眼可见污染时，宜使用速干手消毒剂代替洗手。

②-2 在下列情况下，医务人员应根据以上原则选择洗手或使用速干手消毒剂

a. 直接接触每个患者前后，从同一患者身体的污染部位移动到清洁部位时。

b. 接触患者黏膜、破损皮肤或伤口前后，接触患者的血液、体液、分泌物、排泄物、伤口敷料等之后。

c. 穿、脱隔离衣前后，摘手套后。

d. 进行无菌操作，接触清洁、无菌物品之前。

e. 接触患者周围环境及物品后。

f. 处理药物或配餐前。

②-3 医务人员在下列情况时应先洗手，然后进行卫生手消毒

a. 接触患者的血液、体液和分泌物以衣被传染性致病微生物污染的物品后。

b. 直接为传染病患者进行检查、治疗、护理或处理传染患者污染物之后。

②-4 医务人员洗手方法

a. 在流动水下，使双手充分淋湿。

b. 取适量肥皂，均匀涂抹至整个手掌、手背、手指和指缝。

c. 认真揉搓双手至少 15 秒，应注意清洗双手所有皮肤，包括指掌、指尖和指缝，具体揉搓步骤：掌心相对，手指并拢，相互揉搓；手心对手背沿指缝相互揉搓，交换进行；掌心相对，双手交叉指缝，相互揉搓；弯曲手指使关节在另一手掌心旋转揉搓，交换进行；右手握住左手大拇指旋转揉搓，交换进行；将五个手指尖并拢放在另一手掌心旋转揉搓，交换进行。

d. 在流动水下彻底冲洗干净双手，擦干，取适量护手液护肤。

第十一节　护理人员锐器伤预防与应急处理制度

1. 护理人员在为患者进行侵袭性诊疗、护理、实验操作过程中，要保证环境宽敞、光线充足，并特别注意防止被针头、缝合针、刀片等锐器刺伤、割伤或划伤。

2. 采用有安全保护装置的锐器：使用防止血液污染和针尖回缩式注射器、输液器；使用适宜的电灼器、钝化针具和“U”形针具；使用带有刀片回缩处理装置或带有刀片废弃一体化装置的手术刀，以避免装卸刀片时被手术刀伤害。

3. 禁止双手回套针帽，如需盖帽只能单手盖帽或借用专用套帽装置。禁止用手直接整理锐器盒盖上或边缘的针头。

4. 手术中传递锐器时建议使用传递容器，以免损伤医务人员。

5. 锐器用完后应直接放入防穿刺、防渗透、有警示标识或安全标色和中文警示说明的锐器盒中，以便进行适当处理。

6. 处理污物时严禁用手直接抓取污物，尤其是不能将手伸入到垃圾袋中向下压挤垃圾、来回翻寻废物等，以免被锐器刺伤。

7. 禁止重复使用一次性医疗用品；禁止弯曲被污染的针具；禁止用手分离使用过的针具和针管；禁止用手直接接触污染的针头、刀片等锐器；禁止直接将锐器投入垃圾袋内。

8. 禁止用手直接拿取被污染的破损玻璃物品，应使用刷子、垃圾铲和夹子等器械处理。

9. 操作时若不慎被患者血液、血制品、体液、组织液污染的锐器损伤皮肤，应立即对局部伤口进行紧急处理①。

知 识 拓 展

①若不慎被患者血液、血制品、体液、组织液污染的锐器损伤皮肤时，应立即对局部伤口进行以下紧急处理

a. 保持镇静。

b. 迅速、敏捷地按常规脱去污染的手套、帽子、口罩、手术衣。

c. 依靠重力作用尽可能使损伤处的血液流出，用肥皂液和流动水清洗污染的伤口 10 分钟，用生理盐水冲洗黏膜。

d. 如有伤口，应当在伤口旁轻轻挤压，尽可能挤出损伤处的血液，再用肥皂液和流动水进行冲洗；禁止进行伤口的局部挤压。

e. 受伤部位的伤口冲洗后，应当用消毒液，如 75%乙醇溶液或0.5%碘伏进行消毒，并包扎伤口；被暴露的黏膜应当反复用生理盐水冲洗直至冲洗干净。血液、体液或医疗废物污染液溅入眼内时，马上反复使用生理盐水冲洗结膜囊，之后立即到专科进一步处理。

f. 协助完成经血传播的疾病半年内追踪观察。

第十二节　经血液传播疾病的职业防护和报告制度

1. 严格执行《护理人员锐器伤预防与应急处理制度》。

2. 医务人员应定期进行乙肝和丙肝标志物监测。对于乙肝抗体阴性的工作人员，建议

注射乙肝疫苗。

3. 医务人员进行有可能接触患者血液、体液的诊疗、护理和实验操作时必须戴手套，手部皮肤发生破损或进行手套破损率比较高的操作时，应戴双层手套。操作完毕，脱去手套后立即洗手或进行卫生手消毒。

4. 在诊疗、护理、实验操作过程中有可能发生血液、体液飞溅到医务人员的面部时，医务人员应戴口罩、戴防护眼镜；有可能发生血液、体液大面积飞溅或有可能污染医务人员的身体时，还应当穿戴具有防渗透性能的隔离衣或围裙。

5. 所有被血液、体液污染的废弃物均应按照《医疗固体废物处理标准操作规程》分类、处理。

6. 任何医务人员发生血液、体液职业暴露（刺伤、割伤、黏膜接触等）时，应立即对局部伤口进行紧急处理，同时上报科室负责人和医院感染控制科。医院感染控制科应迅速了解患者情况、发生职业暴露的经过，指导医护人员填好血液职业暴露登记表，按照暴露级别给予对应检测、预防和治疗，定期随访。

7. 检验科、输血科发现 HIV 初筛阳性患者，应立即通知临床科室、与市疾病预防控制中心联系进行确诊检测，并负责及时得到确诊报告。

8. 进行血源性传播疾病的检查和随访①。

知 识 拓 展

①针刺伤后血源性传播疾病的检查和随访

a. 被乙肝阳性患者血液、体液污染的针刺伤后，应在 24 小时内到预防保健科抽血查乙肝抗体，必要时同时抽患者血液做对比，同时注射乙肝免疫高价球蛋白，按 0 个月、1 个月、6 个月接种乙肝疫苗，乙肝追踪随访 6 个月。

b. 当疑似暴露于丙肝病毒后，尽快进行丙肝抗体和肝功能检测，并于暴露后 4～6 周检测丙肝 RNA，4～6 个月后进行追踪检测。

c. 被 HIV 阳性患者血液、体液污染的针刺伤后，立即报院感控科、护理部及市疾控中心艾滋病防治科，在专业人员指导下采取相应预防措施：在 24 小时内抽血查 HIV 抗体，必要时同时抽患者血液进行对比；尽可能在最短的时间内（2 小时内）根据暴露级别和病毒载量水平实施预防性用药，最好不超过 24 小时；按 4 周、8 周、12 周、半年和 1 年抽血检查 HIV 抗体进行追踪随访等。

d. 当疑似暴露于梅毒感染血液、体液时，即刻定期追踪梅毒抗体 3 个月；需要预防用药者可以使用长效青霉素 120 万 U/次，肌内注射 1 次/周，连续 3 周。

（郝　岚）

第十三节　麻醉、精神、高危药品管理制度

1. 病区麻醉、精神、高危药品只能供住院患者按医嘱使用，其他人员不能私自取用、借用。

2. 麻醉、精神药品建立基数卡，药品数量与基数卡相符。

3. 麻醉药、一类精神药与二类精神药分类放置，原盒包装，无过期药品，无变质药品。

4. 麻醉、精神药品管理符合“五专”①要求，专用账册保存期限为3年。

5. 药品柜上双锁，钥匙双人保管，随身携带，双人共同开启和关闭药柜（麻醉药、一类精神药储存在专用保险柜），班班交接，专柜之外不存放麻醉、精神类药品。

6. 每班交接时药品必须清点，双人签全名。

7. 麻醉药、一类精神药品、注射剂和贴剂使用后，应将空安瓿、废标签保留并交回药房。

8. 麻醉药、精神药使用登记本，注明患者姓名、床号，药品名称、剂量、使用日期、时间、用药途径，护士正楷签全名。

9. 护士长每周检查，核查使用登记本、药品交接班登记本并签名。

10. 麻醉药、一类精神药领取前经护士长审核。

11. 高警示药品要专柜定位放置，有明显专用标识，严格落实交班制度和重点工作。

12. 护士在执行高警示药品医嘱时要严格做到“三查十对”②，重点审核使用剂量、给药浓度、给药途径等合理性，双人核对后给药，并做好记录。在静脉应用过程中应当注意巡视，严密观察患者的病情变化。

知 识 拓 展

①五专：专人负责、专柜加锁、专用账册、专用处方、专册登记。

②三查十对：操作前查、操作中查、操作后查；对床号、姓名、年龄、药品、剂量、浓度、用法、时间、批号、有效期。

第十四节　科室药品保管及储存安全管理制度

1. 药品柜放在通风、干燥、光线明亮处，避免阳光直射。

2. 药品柜、药盘、药品抽屉随时保持清洁整齐，每周清洁整理1次。

3. 药物根据种类、性质分类分区域放置，标识准确。

4. 备用药品按储存条件储存，严防破损、失效、变质、过期。

5. 备用药品每月清查1次并登记，及时更换、补充，如出现沉淀、变色、过期等严禁使用。

6. 备用针剂药品在失效期前6个月在包装盒上醒目注明失效期，失效期前3个月与药房调换，以便药房协调使用，避免因失效而造成浪费。

7. 拆封后有效期≥1年的口服药有效期暂定为6个月，有效期＜1年按实际有效期计算，在外包装上标明“有效期至****年**月**日”。未拆封的药品以包装上的有效期、针剂以安瓿上提示的有效起止时间为准。

8. 患者使用自备药品时按医院药事委员会管理要求，签署知情告知书。同时注明床号、姓名，随时消耗随时登记，保持账目相符。

9. 特殊及贵重药品妥善保管。

10. 如因治疗需要，暂不使用的针剂药品，应及时与药房工作人员联系后做退药处理，不可留存在病区或挪作他用。

11. 护士长定期督促、检查药品工作并签名。

12. 急救车外抢救药品专区放置（属于高警示药的按高警示药品管理规定管理）。

第十五节　科室药品安全使用管理制度

1. 护士必须严格根据医嘱正确给药，不得擅自更改，对有疑问的医嘱，应了解清楚后方可给药，避免盲目执行。

2. 了解患者病情及治疗目的，熟悉各种常用药物的性能、用法、用量及副作用，向患者进行药物知识的宣教，告知患者治疗目的及注意事项，特殊用药要特别交代患者，且挂有标识。

3. 严格执行查对制度、无菌操作制度。

4. 各类用药途径符合给药规范。多种药物联合应用时要注意配伍禁忌。

5. 给药前要询问患者有无药物过敏史（需要时做过敏试验），并向患者解释，以取得合作。用药后要注意观察药物反应及治疗效果，如有不良反应要及时报告医师，并记录于护理记录单，填写药物不良反应登记本。

6. 安全、正确用药，合理掌握给药时间、方法，药物要做到现用现配，避免久置引起药物污染或药效降低。

7. 输血/生物制品、化疗、泵高浓度电解质等高警示/贵重药品须双人核对，输血/输液单或输液巡视单上双签名。

8. 需避光的药品使用时应采取避光措施。

9. 输液泵用药有标识，刻度未遮盖。

10. 输液完毕，患者/家属在输液单上签全名。

11. 患者如将口服药带离病区自行服用，应签协议书，特殊用药/出院带药有书面指导，患者/家属签字。

12. 如发现给药错误，应及时报告、处理，积极采取补救措施，向患者做好解释工作。

13. 护士掌握化疗药物/高渗药外渗的处置方法①。

14. 护士掌握输液/输血反应的处置方法。

15. 护士掌握本科室高警示药品和特殊药物不良反应及观察处置要点。

知识拓展

①化疗药物/高渗药外渗的处置方法

a. 立即停止，回抽针头中残留的化疗药物，给予0.9%氯化钠溶液冲洗血管。

b. 24小时内局部冰袋冷敷（使用奥沙利铂者除外），24小时后25%硫酸镁湿敷或金黄散外敷。

c. 局部用利多卡因5ml+地塞米松5ml封闭，每日1次，连续3天（根据情况而定）。必要时请医生选用相关拮抗剂治疗。

d. 抬高患肢、制动。

e. 如局部已形成溃疡，必须按时换药处理。

（周晓丹）

第五章　护理专业学组管理制度

第一节　压疮专业学组管理制度

一、工 作 制 度

1. 在护理部及护理专家组的指导下，做好科室患者压疮护理的评估、专业指导工作，并有计划地对专业成员进行考核。

2. 对于疑难压疮问题，定期组织小组成员讨论分析，制定护理措施，跟踪评价效果，提高评估、预防知识及护理技巧。

3. 定期组织学习国内外压疮护理方面新动态，掌握相关新技术及方法。

4. 制定、完善诊疗护理制度及相关表格，进一步规范工作流程。

5. 积极开展专科护理研究，树立科研意识，在工作中不断创新。

6. 压疮专科护理工作质量考核标准：从预防、处理、转归情况、会诊率、上报率、健康教育、培训出勤情况等方面进行考核评分。

二、压疮组成员工作职责

（一）压疮护理组组长职责

1. 在护理部领导下工作，负责科室患者伤口护理的理论学习和技术指导。

2. 定期召开伤口小组会议，组织骨干成员汇报近阶段各科室压疮护理动态，反馈临床相关的护理问题，进行信息交流，总结经验。

3. 定期组织巡查工作，对各科室压疮管理进行质量检查，并上报护理部巡查情况及整改建议。

4. 带领组员参与科室伤口会诊，给予建设性指导意见，优化伤口治疗方案，促进愈合，减少并发症的发生，提高患者的生活质量。

5. 负责年度专业组工作情况汇报。

（二）压疮护理组核心成员职责

1. 负责进行压疮评估、压疮处理、压疮敷料的选择及应用等理论知识授课，实地讲解预防措施及预防误区。

2. 负责科室压疮管理、质量检查、压疮预防、伤口处置等指导工作。

3. 参与医院压疮患者护理会诊，提出护理建议。

4. 积极进行压疮护理研究与探讨。

（三）压疮护理组成员职责

1. 小组成员在各科护士长的领导下开展工作，落实压疮小组管理规定。

2. 参加压疮护理组的学习，通过学习相关理论及实践操作，提高专科理论及实践水平。

3. 负责本科室患者压疮护理工作，指导护士进行压疮护理理论知识学习及操作培训。

4. 检查患者皮肤评估是否正确，预防措施是否到位，检查各类表格（难免压疮风险报告单、难免压疮/压疮报告单）记录是否完整、准确，上报是否及时，若为高危患者及时上报护士长，制定个性化防范措施，有压疮的患者需及时、正确填写伤口动态评估单。

5. 若患者存在复杂性压疮伤口，及时填报伤口会诊单，申请专业组核心成员会诊。

6. 对家属进行健康教育，做好出院患者电话回访记录。

三、压疮会诊制度

1. 疑难病例会诊　对复杂性压疮患者必要时由伤口治疗师或伤口小组成员到床边指导，同时组织伤口小组成员进行讨论，制订个性化的治疗和预防方案，提出建设性意见。

2. 难免压疮会诊　对存在难免压疮风险的患者，若发生压疮，需由伤口组两人或两人以上到床边鉴别讨论，确定是否符合对难免压疮的界定。

（林瑞娇　）

第二节　糖尿病专业学组管理制度

1. 按照《中国2型糖尿病防治指南》，评估住院糖尿病患者，做好饮食、运动、治疗、血糖监测等护理教育指导工作。

2. 严格执行查对制度，确认胰岛素注射制剂、注射剂量、注射时间、注射方法及被注射患者正确。

3. 遵循护理操作规范检查评估患者胰岛素注射部位，并按要求轮换，注射针头一次一换，胰岛素制剂集中管理，并按规范保存。

4. 严格落实加入静脉输液液体中使用的胰岛素现用现配原则，胰岛素药名下有蓝/黑色标注线醒目标识，加药后在药名前打“√”，并签名及签时间。

5. 遵守《医疗机构便携式血糖检测管理规范》，实施血糖监测的物品配置齐全[①]，操作者清洗双手，监测部位用75%乙醇溶液消毒，禁止使用含碘消毒剂，严禁挤压采血。

6. 做好血糖仪质量控制工作，每日校验机器并核对试纸条码，血糖值结果每半年与医院大生化仪器结果值进行比对，更换血糖仪或批号试纸及特殊情况时均需要重新进行质控比对，并做好记录。

7. 定期检查科室备用胰岛素制剂、胰岛素笔、血糖仪及血糖仪试纸，确保无过期、无失效，并有记录。

8. 定期组织科室护士学习，传达糖尿病护理知识和要求，掌握糖尿病低血糖表现及紧急处置原则，遇有特殊疑难病例须填写糖尿病护理会诊单，由核心小组负责会诊，并检查、督促指导。

知 识 拓 展

①血糖监测的物品配置：血糖仪、血糖试纸、采血针、棉签、75%乙醇溶液、注射器、采血管、采血针头、止血带、50%葡萄糖溶液20ml、利器盒。

（王爱民　叶洪江）

第三节　静脉治疗专业学组管理制度

一、专科护士工作职责

为规范医院静脉治疗护理质量及静脉治疗方法和操作技术，有效减少静脉治疗并发症的发生，特制定静脉治疗专科护士职责如下。

1. 在护理部领导和静脉治疗专业学组指导下，负责本科室静脉治疗护理质量管理规范的执行、指导和护士培训，确保输血、输液安全。

2. 参加静脉治疗专业学组组织的学习、训练、考核，并完成小组交于的与静脉治疗相关的科研、培训和指导工作。

3. 负责本科室静脉治疗专业指导，解决本科室静脉治疗各类问题，开展静脉治疗相关知识学习及健康教育。

4. 指导科室护士严格执行WS/T 433-2013《静脉治疗护理技术操作规范》。

5. 指导科室护士认真执行静脉治疗各项方案，负责本科室外周留置针操作、培训与维护；负责本科室CVC、PICC、PORT导管维护相关操作培训与考核，并发症防范与处理。

6. 认真总结本科室在静脉治疗指导、培训、考核及教育方面存在的问题及护理风险，每季度上报静脉治疗专业学组。

7. 对本科室疑难静脉治疗病例提出静脉治疗会诊申请，定期组织科室护士学习，认真总结静脉治疗经验，撰写护理论文。

二、静脉治疗会诊制度

1. 会诊人员　参加静脉治疗护理会诊者需为PICC专科护士或医院静脉治疗专科护士。

2. 会诊申请　由科室护士长或科室静脉治疗专科护士书写书面或电子护理会诊申请单。

3. 会诊时间　静脉治疗专业学组根据全院静脉治疗会诊情况，安排会诊时间。急诊24小时内完成，一般会诊48小时内完成，突发情况随叫随到。

4. 会诊范围　患者血管条件差、盲插置管成功率低于65%、本科室无PICC置管资质护士、患者要求肘部以上置管、PICC 并发症处理、输液港维护等可申请静脉治疗专业学组会诊，会诊地点设在申请科室。

5. 会诊要求　会诊前，申请科室静脉治疗专科护士应将有关材料加以整理，尽可能做出书面摘要，并事先发给参加会诊的人员。

6. 静脉治疗护理会诊由科室静脉治疗专科护士或护士长主持，相关专业护士及病区相关护理人员参加，针对病例进行讨论，提出解决问题的方法或进行调查研究。

7. PICC 专科护士或医院静脉治疗专科护士会诊后，认真填写护理会诊意见，并给科室护士长或科室静脉治疗专科护士详细交代，做好患者及家属的宣教。坚持 PICC 置管后 24 小时的访视和首次换药制度。

三、静脉治疗会诊流程

1. 临床科室确定病例，本科室静脉治疗专科护士填写会诊单或电话报告静脉治疗组长。

2. 会诊人员依据会诊单，与申请科室护士长或科室静脉治疗专科护士查看病历，全面评估患者情况（全身、局部）。

3. 提出会诊意见，指导并协助处置，书写会诊记录。

4. 跟踪、观察、记录治疗情况并反馈科室。

（赵陈英）

第四节　重症监护专业学组管理制度

一、工 作 制 度

1. 护士须符合《重症监护室护士准入制度》的规定，严格遵守各项医疗护理技术操作常规，严防缺陷事故的发生。

2. 医务人员应采取标准预防措施，并应符合 WS/T 311 的要求。

3. 树立全心全意为患者服务的意识，具有高度的责任心和严谨的工作作风，工作中做到认真、主动、细致。

4. 坚守工作岗位，严守工作纪律，同事之间团结协作，互相帮助。

5. 工作时间着装正规，保持良好的服务态度，不与患者及家属发生争吵。

6. 熟悉患者病情，熟悉监护室各种物品的放置、各种仪器的使用。

7. 根据即将进入 ICU 患者的情况，事先做好各项准备工作。

（1）患者进入 ICU 后，根据病情需要，立即氧气吸入或接呼吸机、心电监护，并做记录，做好患者入室评估。

（2）与医生联系了解患者病情或手术情况，包括诊断、手术方法、各引流管、手术是否顺利、护理要求。根据患者意识状态，及时与患者进行有效沟通。负责向下一班细致交代病情、药疗、仪器的使用情况。

（3）及时、准确记录病情变化，意识障碍患者每班进行格拉斯哥（Glasgow）评分。

8. 做好基础护理及健康教育。

9. 严密观察病情：备好急救药品和器材，抢救及时。有情况及时与值班医生联系，预防并及时发现并发症，正确执行医嘱。

10. 确保工作质量

（1）确保各引流管通畅、有效氧疗、呼吸机运行良好、监护仪显示正常。

（2）患者感到舒适，危重患者每 2h 变换体位，按时翻身、叩背。

（3）保持病室安静、整洁。

（4）按医嘱及时准确用药，治疗、护理按时到位。做到医嘱与收费一致。

11. 严格执行感染控制制度

（1）病室应保持清洁无尘、整齐、布局合理，清污路线分开。每日对各种仪器进行擦拭消毒，地面每日清洁清毒 2 次，墙面和门窗定期用清水湿式擦拭，保持清洁、干燥。拖布分开使用、放置。

（2）保持空气清新，每日开窗通风 2～3 次，每次不少于 30min。室内温度保持在 22～25℃、相对湿度 50%～60%为宜。

（3）床单、被罩、枕套、床间隔帘应保持清洁，定期更换，如有血液、体液或排泄物等污染，应随时更换。

（4）每床配备快速手消毒液。

（5）做好垃圾分类处置。

12. ICU 患者一律不允许陪护，家属可按时探视，由指定医师解答病情。探视人员进入监护室应更衣换鞋，服从医护人员管理，配合医疗护理工作，做好患者的心理工作，协同促进患者康复。

二、安全质量目标评价标准

（一）严格执行手卫生

1. 具备足够的非接触性洗手设施和手部消毒装置，单间每床 1 套，开放式病床至少 2 床 1 套。

2. 接触患者前后、进行清洁或浸入性操作前、接触患者体液或分泌物后、接触患者使用过的物品后，即“两前三后”应进行手卫生。

3. 酒精擦手液消毒法作为 ICU 主要的手卫生方法。

4. 手上有血迹或分泌物等明显污染时，必须洗手。

5. 脱掉手套之后、医护操作在同一患者的污染部位移到清洁部位时，必须进行手卫生。

6. 有耐药菌或暴发的 ICU，使用抗菌皂液洗手。

7. 病房内有明显的手卫生标志，提高医护人员手卫生的依从性。

（二）预防呼吸机相关性肺炎

1. 提高护士对抬高床头的依从性。机械通气患者如果没有体位改变的禁忌证，应予抬高床头 30°～45°，避免镇静时间过长和程度过深，避免误吸，尽早撤机，以减少呼吸机相关肺炎的发生。

2. 重视气管插管患者的口腔护理，选择合适的口腔护理方法和工具，口腔护理每日 3 次。

3. 按需吸痰。机械通气的患者应通过各种指标及时评估气道内是否有分泌物，包括听诊呼吸音、患者是否能有效咳嗽、气道内能否见到分泌物。在容量控制机械通气时气道分泌物增加，应通过气道吸引确保分泌物充分消除。

4. 预防气道黏膜缺血性损伤及气管食管瘘、拔管后气管狭窄等并发症。

5. 机械通气时应在管路中常规应用气道湿化装置，如湿热交换器（人工鼻）或加热型湿化器，但不推荐在吸痰前常规进行气道内生理盐水湿化。人工鼻应每日更换，加热湿化器加水须使用无菌水，每日更换。

6. 呼吸机螺纹管每周更换 1 次，有明显分泌物污染时应及时更换，螺纹管冷凝水应及时清除，倾倒在带盖容器内，不可直接倾倒在室内地面，不可使冷凝水流向患者气道。

7. 对于预计机械通气超过 48 小时的患者，建议采用密闭式吸痰管。

8. 正确记录呼吸机使用参数和各项监测指标。

9. 每班监测气管插管或气切管的气囊压，维持气囊压 20～25cmH_2O，每日进行拔管评估，尽早拔除气管插管。

（三）提高人工气道患者吸痰的安全性

1. 根据患者出现咳嗽，听诊有湿啰音、气道压升高、动脉血氧分压及血氧饱和度下降等指征，按需吸痰，减少不必要的操作。

2. 吸痰操作按规范要求执行。

3. 机械通气患者吸痰前后给予高浓度氧气吸入（约 2 分钟），吸痰后观察血氧饱和度等变化。

4. 吸痰后要进行肺部听诊，判断痰液是否吸净。若有痰液，间隔 3～5min，待血氧饱和度回升后再吸。

5. 气道内滴湿化液不应常规使用，可使用人工鼻、加热湿化器进行湿化。

6. 使用密闭式吸痰管，如患者有肺出血，使用高 PEEP 通气的患者遵医嘱执行。

7. 如使用开放式吸痰，吸痰管应一次性使用，口腔吸痰和人工气道吸痰管要分开。

8. 吸痰过程中注意观察心率、心律、血压、血氧饱和度等情况。

9. 吸痰时严格执行无菌操作。

（四）提高危重患者保护性约束的安全性

1. 向家属解释保护性约束的原因、必要性、方法及约束产生的不良后果，签订《约束患者知情同意书》。

2. 使用《约束护理单》评估患者年龄、意识、活动能力、心理状态，以及需要约束的部位皮肤和四肢循环状况，选择合适的约束工具和约束方法。

3. 使用约束带时，使患者肢体处于功能位，约束带下垫软垫，松紧以能进一手指为宜。

4. 患者被约束期间应至少 2h 解除约束带一次，时间为 15～30min，每隔 15～30min 观察并检查约束带的松紧情况，观察局部皮肤的颜色和血液循环情况。

（五）提高患者管道的安全性

1. 向患者和家属解释留置各种管道的目的、作用和保护方法，取得其理解和配合。

2. 对于可在 X 线下显像的管道，如气管插管、鼻胃管、中心静脉置管等，应结合 X 线判断其位置是否正确。

3. 各种管道固定必须严格按照护理规范并结合患者实际情况选择固定方式，保证管道的放置处于安全位置，每班记录重要管道外露刻度。

4. 各种管道必须有清晰的标识，注明管道的名称和日期。

5. 留置引流管时，保持整个引流系统的密闭性，减少因频繁更换而导致污染的机会，如对于导尿管、胸腔引流管留置时间较长的患者，导尿管每两周、水封瓶每周更换一次，更换时应严格执行无菌操作。

6. 烦躁患者要做好保护性约束，如手套式的保护性约束，防止患者无意识地拔除管道；特别烦躁的患者应报告医生，与医生共同评估；可能发生意外拔管的患者应予适当镇静，并做好应急处理准备。

7. 护士定时巡视各种管道的接头是否紧密，保持管道通畅，固定合理、安全，并每班交接。

（六）提高危重患者院内转运的安全性

1. 转运危重症患者时使用《转运交接单》，评估危重症患者的情况和转运风险性，一级护理以上患者转运必须由转出科室护士陪同至转入科室，且与转入科室护士交接患者，采取安全有效的转运方式和措施，使患者安全顺利地转运到目的地。

2. 转运前告知患者和家属转运的目的、方法、可能出现的不适与并发症，取得其理解与配合，必要时签署知情同意书。

3. 确定转入科室已做好迎接准备。

4. 运送人员须具有经验并受过相关训练，能在转运途中观察病情，具备紧急救治能力。

5. 转运前保持气道通畅、妥善固定各管道，确定运送携带的仪器及药品，如呼吸机、监护仪、呼吸囊、吸痰机、氧气袋、急救药箱，确保其功能完好、运作正常。

6. 转运和检查过程中，须严密检查患者的生命体征变化，保持各管道安全固定及药物安全输入。

（七）提高血管活性药物使用的安全性

1. 危重患者需要使用多种血管活性药物及其他高危药物，如高浓度补钾、高渗溶液等应尽量从中心静脉导管输入，多巴胺、去甲肾上腺素等血管活性药物禁止从外周静脉输入，如患者拒绝则应告知其相关风险并签署拒绝使用中心静脉导管知情同意书。

2. 血管活性药使用独立输液通路，禁止从血管活性药物通道推注其他药物，以免引起血流动力学的突然改变。

3. 床边应挂“防外渗安全警示”标识，护士能安全使用这些药物，有防止药物外渗的预防措施，出现药物外渗时应记录在护理记录单上。

4. 对血管活性药物敏感的患者建议使用双泵推注药物，避免更换时导致血流动力学的变化（双泵慎用，可能会存在另外的安全隐患，包括漏开替换泵、替换期间药物双重输入）。

5. 定时观察穿刺部位皮肤情况，及时发现药物外渗并做出相应处理。

6. 密切观察患者血流动力学变化并实时记录。

（八）执行危重监护单的使用

1. ICU 应使用《护理记录单》《特殊护理记录单》进行护理记录。

2. 护理记录要采用实时、焦点、动态记录的模式，病重/病危患者每班进行小结。

3. 护理文件书写要准确、客观，突出专科特点，反映患者的病情变化及观察要点。

三、危重患者转运交接程序及记录

1. 危重患者需入院、转科/转院、监护室迁入普通病房、检查等转运时，应评估危重症患者的情况和转运风险性，转出科室护士应与相关科室、检查室提前联系，做好接收患者的相应准备工作。转运前应告知患者/家属转运的目的、方法、可能出现的不适与并发症，取得其理解与配合，必要时签署知情同意书。

2. 转运前护士做好患者身份的双确认，认真评估患者病情及全身一般情况，转出科室护士须填写《转科交接单》，本科室 ICU 迁入普通病房可填写《迁出 ICU 病员病情交接记录单》并签名，并将评估情况详细记录于护理记录单上。

3. 确定转入科室已做好迎接准备。

4. 转运途中平车/病床两侧护栏应拉起并使用约束带，以免转运途中患者发生坠床等不良事件。

5. 转运前保持气道通畅、妥善固定各管道，确定运送携带的仪器及药品，如呼吸机、监护仪、呼吸囊、吸痰机、氧气袋、急救药箱，确保其功能完好、运作正常。

6. 运送人员须具有一定的经验并受过相关训练，能在转运途中观察病情，具备紧急救治能力。转运全程必须由医护人员护送，严密观察患者病情、输液及引流管是否通畅等。

7. 患者转运至病房后，双方护士须进行床旁交接，包括病情、生命体征、抢救仪器、全身皮肤情况，输液 /和输血管道连接是否通畅，各引流管标识是否正确、通畅，有无药物过敏史，所用药物的名称、剂量（尤其是血管活性药物等特殊用药），存在的护理问题，各护理记录、腕带、病历、影像学资料等。转入科室的护士核实《转科交接单》或《迁出 ICU 病员病情交接记录单》上的信息并确认签名，及时书写护理记录，详细记录以上交接内容。

8. 危重患者尽可能进行床边检查，如因病情需要必须外出检查的，为确保患者途中安全，所属科室的医务人员应携带相应的急救器材和药品，持续密切观察患者病情变化，并与检查室人员进行交接，包括患者病情、输液、 输血管道连接是否通畅、皮肤情况等。患者检查结束回科室后，护士应及时妥善安置患者，正确连接或固定各种引流管，给予吸氧/呼吸机、心电监护等措施，监测神志、生命体征、血氧饱和度，检查皮肤情况，及时将以上内容记录于护理记录单上。

四、气道护理操作规范

1. 本规范依据《危重症护理专业规范化培训教程》《军队医院感染防控指南》《SIFIC医院感染预防和控制临床实践指引（2013 年）》制定。

2. 严格按照呼吸道管理规范，做好患者呼吸道或人工气道的安全护理。

3. 严格无菌操作原则，进行气道护理时动作轻柔，吸痰等操作必须戴无菌手套、帽子，为疑似特殊感染患者进行吸痰等操作时应穿隔离衣、戴护目镜和围裙，均需使用一次性物品。

4. 掌握吸痰指征，做到适时吸痰，每次吸痰时间不超过 15 秒，吸痰管一人一吸一更换。从有菌操作至无菌操作必须更换手套，但从无菌操作至有菌操作可不更换手套。建议使用密闭式吸痰管。吸引口腔、鼻腔或人工气道痰液时要更换吸痰管。

5. 用于气道护理的液体为无菌蒸馏水，注明开瓶日期和时间，限 24 小时内使用，用于口腔、鼻腔或人工气道的液体要区分，标识清晰。

6. 建立人工气道护理评估单，按时评估人工气道情况，并记录痰液性质、吸痰量、气道伤口和患者病情；视病情抬高床头 30° ～45° ，调整体位，减少误吸风险。

7. 气道导管固定安全，松紧合适，气管切开导管固定以 1 个手指松紧度为宜，建议使用一次性气管切开管固定装置。严密观察经鼻或经口插管患者口鼻腔受压等情况，建议每天 2～3 次使用软毛牙刷和 0.12%～2%氯已定溶液清洗口腔，口腔保持无异味，口腔护理 3 次/日，伤口护理 2 次/日。

8. 人工气道湿化：长期气管插管或气切管患者、机械通气患者（超过 72 小时），首选智能加温湿化器湿化 ，其次是普通加温湿化器。人工鼻建议用于短期机械通气患者，每 24 小时更换，痰液黏稠且多的患者不推荐使用。不建议使用气管内滴入湿化液，如注射泵、输液泵、输液器等。湿化液量 1～2ml/h，每日 250～300ml，注明床号、姓名、启用时间，每 24 小时更换，使用一次性无菌输液器连接湿化器加水孔，形成无菌密闭系统。

9. 做好气管导管气囊的护理，气囊压力 20～30mmHg 为宜，护士掌握正确的气囊压测量方法，并每班交接记录。

10. 凡建立有人工气道机械通气者，床旁配备止血钳、注射器、简易呼吸器、吸痰管、同型号气管插管/气切管、手套、剪刀，简易呼吸器一人一消毒，护士掌握简易呼吸器使用和气管导管意外脱管的应急处理。

11. 实施机械通气治疗者按呼吸机管理规范执行。

（1）呼吸机管道（包括一次性管道）每 7 天更换，遇有污染及时更换。如有特殊感染，患者使用的前端软管每日更换（或遵医嘱）。

（2）呼吸机加温湿化罐每日弃去剩下的液体，更换新的无菌蒸馏水，液体量不低于湿化罐内刻度线，管道集液和集液杯中冷凝水及时倾倒于专用桶内消毒处理，集液杯应处于管路最低位。

（3）一次性气切导管和金属套管每 30 天更换一次（或遵医嘱），气管切开导管的内套管每天 6～8 小时清洗消毒一次。

（4）呼吸机使用标识在呼吸机进气口下端，人工气道导管标识在气囊延长管上，无气囊导管标识在颈部固定绳带上。

（张　娟）

第五节　疼痛专业学组管理制度

一、疼痛护理护士工作职责

1. 做好疼痛患者评估工作，新入院患者 2 小时内完成疼痛评估，疼痛患者 8 小时内完成全面疼痛检查评估并填写评估表；慢性疼痛患者每日进行全面疼痛评估。

2. 将患者疼痛情况上报经管医生，根据病情制订疼痛护理计划，进行镇痛药物使用后的观察与记录。

3. 对疼痛患者按照疼痛规范化流程进行护理。

4. 教会患者正确识别、准确表述自己的疼痛。

5. 掌握疼痛患者的病情进展及治疗用药，并指导患者正确服药。

6. 做好疼痛患者及家属的健康教育，对患者进行心理护理。

7. 做好出院患者的疼痛管理指导，使其知晓药物常见副作用、处理及就诊指征。

8. 积极参加疼痛护理学组的活动，学习相关理论知识，掌握最新前沿信息。

9. 承担科室疼痛护理培训及相关指导工作，对科室护士、患者及家属进行疼痛知识与技能培训，定期组织疼痛查房。

10. 做好本科室疼痛护理记录情况的督促、检查，参与全院疼痛护理工作的检查。

二、疼痛患者护理常规

1. 患者入院 2 小时内责任护士完成疼痛筛查。

2. 有疼痛者由责任护士在 8 小时内完成全面疼痛评估。

3. 入院当日教会患者使用量化疼痛评估方法（数字、面部表情、疼痛强度主诉），告知患者如出现新的疼痛或疼痛加重应及时报告医护人员。准确评估疼痛强度，并将当前的疼痛强度及时记录在体温单相应时间点上。

4. 每日常规评估和记录疼痛强度（为过去 24 小时的平均疼痛强度）。

5. 指导患者正确服用止痛药物和使用止痛贴剂。

6. 对初次使用阿片类药物的患者，应告知此类药物存在剂量调整期，需患者配合，同时应向患者讲解阿片类药物的不良反应。

7. 连续观察止痛药物的不良反应，包括便秘、恶心、呕吐、头晕、过度镇静、呼吸抑制等，如出现应及时通知医生，并配合处理。

8. 对患者和家属进行有针对性的个体化疼痛知识宣教及心理疏导，并及时评估效果。

9. 做好医护沟通，为医生诊治提供动态信息。

三、疼痛患者出院指导

1. 用药：药名、剂量、时间、方法。

2. 疼痛自我管理：每日评估平均疼痛强度，疼痛部位、性质及变化特性，暴发痛情况，药物不良反应及疗效，并将以上内容记录在“疼痛日记”中。

3. 遵医嘱按时按量用药，不要擅自调整用药时间和剂量。

4. 注意劳逸结合，根据身体情况适度活动。

5. 根据身体情况合理饮食，注意膳食的搭配，进食宜清淡、易消化、富含粗纤维。

6. 保持大便通畅，养成定时排便的习惯，遵医嘱按时按量服用通便药物。

7. 疼痛病情出现变化时及时就诊，向医生汇报。

8. 患者家属应配合/指导患者进行疼痛评估、用药、饮食、活动。

9. 疼痛科医生：________ 出诊时间：________。

10. 疼痛护理护士：________。

（于娜英）

第六节　心理专业学组管理制度

1. 在科室护士长的领导下开展本科室心理健康知识的宣传、教育工作。

2. 努力学习相关的心理健康教育知识，提高对心理健康方面的认识，以便更好地帮助患者，用乐观的心态引导患者。

3. 宣传普及心理知识，传播心理健康理念，定期在科室开展有关心理健康的宣传活动，并做好相应的总结和记录，促进本科室人员素质的提高。

4. 负责收集本科室人员和住院患者的心理健康信息，及时了解本科室人员和住院患者的心理健康状况。

5. 工作遵循保密原则，维护本科室人员及患者的权益，不得随意泄露他人的隐私。

6. 积极参加各种心理讲座培训、专题学习和交流活动，不断提高自己的专业知识和能力。

（李　琦）

第六章　特殊科室护理工作制度

第一节　门诊部护理工作制度

1. 门诊护理人员必须热爱本职工作，以高度的责任心和同情心对待患者，要讲文明、讲礼貌、态度和蔼，全心全意为患者服务。

2. 门诊护理人员必须刻苦钻研业务，熟练掌握本科室的护理操作技术，减少患者的痛苦，提高护理质量。

3. 门诊护理人员应做好患者的就诊指导和卫生宣教工作。

4. 及时巡视，对老、弱、病、残及行动不便的患者给予优先照顾；对急危重及病情突变的患者优先处置①。

5. 根据门诊就诊患者流量调配医疗资源，做好门诊和相关科室之间的协调配合①。

6. 公开出诊信息，遇有医务人员出诊时间变更时应提前告知患者①。

7. 门诊部建立和开展多学科联合门诊①。

8. 门诊环境要做到清洁整齐，提供饮水、自助取款、缴费等便民措施及信息支持系统①。

9. 严格执行消毒隔离制度，桌、椅、诊床每天擦拭 1 次，医疗器械按规定消毒灭菌，防止交叉感染。

10. 要做好各种医疗器械及医疗用品的保管工作，以利于后续工作顺利进行。

11. 下班前要整理好室内物品，关好水、电开关及门窗，防止意外事故的发生。

知 识 拓 展

①总后勤部卫生部. 2012. 军队三级综合医院等级评审标准和细则. 106.

（林秀蓉）

第二节　急诊科护理工作制度

一、工 作 制 度

1. 在护理部、总护士长和科主任领导下，护士长、副护士长统筹全科护理行政管理和业务工作，医生给予必要的协助，共同完成护理工作。

2. 严格遵守医院和科室的各项规章制度，认真执行技术操作规范，严防差错事故的发生。

3. 必须坚守岗位，具有高度的责任心，认真、严肃，随时做好抢救准备。

4. 仪表端庄、着装整齐、态度和蔼，热情为患者服务，耐心解答问题，杜绝冷、硬、推、拖。

5. 掌握急诊、危重症患者的急救护理技能，定期接受再培训，原则上间隔时间不超过2年①。

6. 执行首诊负责制，加强急诊检诊、分诊，及时救治急危重症患者，有效分流非急危重症患者②。

7. 维护就诊秩序，保持工作环境整洁，有醒目的路标和标识，以方便和引导患者就医①。

8. 急诊用品行“五定”制度，并有明显标记，确保合格率100%。

9. 做好工作区域空气、物体表面、地面及医疗弃物的消毒及处理工作，严格执行消毒隔离制度，防止院内交叉感染的发生。

10. 凡遇传染病患者必须按程序报告并做好消毒隔离；遇涉及法律纠纷或其他特殊情况的患者，在配合医师救治的同时要及时向有关部门报告。

11. 遇有批量伤病员及重大抢救，应及时向科主任、护士长汇报，同时报告医务部、护理部、院总值班室等部门，以便及时组织抢救。

二、急诊抢救制度

1. 设备齐全，制度严格，随时投入抢救。抢救中有关科室必须积极配合。患者需转入病房时，应及时收容，严禁推托。

2. 保证各类仪器设备性能良好，随时备用，护士每班交接有记录。急救室物品不得外借。

3. 抢救时严肃认真，动作迅速、准确。抢救指挥者应为在场工作人员中职务最高者，各级人员必须听从指挥，明确分工，密切协作。指挥者应负指挥责任。

4. 医护密切配合，执行口头医嘱应做到：听、记、问、看、留、补。

5. 急救用过的空安瓿、输液瓶、输血袋等集中存放，以便统计与查对，避免医疗差错。

6. 诊断、治疗、技术操作等遇有困难时，及时请示上级医生，迅速解决。做好抢救记录，要求准确、清晰、扼要、完整，注明执行时间。急诊抢救记录应在6小时内完成，并注意保存。

7. 凡涉及法律纠纷的伤病员，在积极救治的同时，要及时向有关部门报告。

8. 遇重大（重要人物、贵宾）抢救、疑难危重病员、突发公共卫生事件，应立即报告护士长，上级医师和科室主任亲临指导或请专科急会诊。必要时，需立即报医务部和院领导亲临指挥。

9. 抢救后，根据情况留患者在监护室或观察室进一步处理，待病情稳定后送有关科室继续治疗。

10. 抢救室物品及抢救单元用后及时整理、补充、清洁、消毒，为下一位抢救患者做准备。

三、急诊留观室工作制度

1. 凡确诊传染病、精神病的患者不得收入观察室。

2. 需收住观察室的患者，由接诊医师通知观察室护士和医师。对于危重患者，接诊医师应当向观察室护士和医师详细交代病情、观察项目及注意事项。

3. 留观患者必须建立病历，负责观察室的医师应及时查看患者，下达医嘱，及时记录病情变化及处理经过。

4. 留观患者的医嘱一律开医嘱单，一般情况下不执行口头医嘱。

5. 自伤或殴打致伤者，必须有单位或家属在旁边防护。

6. 对疑似传染病患者，必须做好消毒隔离工作。

7. 护士及时巡视病房，按医嘱诊疗护理，记录病情变化，随时向值班医师报告。

8. 值班医师或负责观察室的医师应及时向危重患者家属交代病情，必要时请家属签字。

9. 值班医师或观察室的医师、护士下班前应巡视患者，做到床头交接，做好交班记录。

10. 患者离开观察室应有医师医嘱，由值班护士通知家属或单位接回，或安排住院。离开观察室要妥善交代病情和注意事项，并结算费用。将观察记录随同病案归档。

四、120 工作制度

1. 120 负责院前急救工作，值班人员必须准时接班，并熟悉上一班救护情况。

2. 认真做好院前急救的准备工作，急救箱及常用急救器材完好率必须保证达到 100%，并保持救护车车厢内的卫生。

3. 值班人员接到呼救电话后应立即通知出诊医生、护士和司机（必要时派出护工）在 5 分钟内出诊，不得拒绝出车。

4. 值班人员应坚守岗位，不得擅离职守。出车执勤时，对患者应有高度负责的精神，到达现场应立即检查患者，动作迅速，处理果断。对患者及家属要态度热情，文明礼貌，严禁争吵现象发生。

5. 根据病员情况实施抢救，待病情稳定后再送回医院。

6. 出诊医生到达现场后，如患者已死亡，应详细询问患者家属或在场人员，了解发病情况及既往病史，做好记录，并明确通知家属或在场人员。医生不得开具死亡证明。

7. 急救出诊途中不准擅自改变救护对象，若新出现的救护对象病情确实危急，须经科室及 120 指挥中心同意后方可改变。遇有救护车辆损坏或交通事故不能行驶时，应及时向科室或 120 指挥中心汇报，请求另派救护车。

8. 转送过程中，出诊人员应在患者身旁密切观察生命体征变化。如遇危急情况，可送就近医院抢救。

9. 医护人员出诊后，由院内相应科室当班医生负责增援急诊。若全部出诊或非专科医师值班，人员安排有困难，则白天报医务科、夜间报院总值班安排有关科室医护人员增援急诊。

10. 详细填写院前急救病历及已完成急救处理的措施，力求完整、清楚、准确、扼要，送转医院急诊室后应做详细交接。完成急救出车任务后及时向医院 120 调度室报告。返回后及时做好补充抢救药物、更换物品等工作。

11. 若遇突发性灾害事故（如集体食物中毒、重大交通事故、塌方、火灾等），科室领导应组织足够的力量亲临组织抢救，并及时将现场情况报告急救中心指挥调度室，通知有关医院做好接诊准备，或要求现场增援。并与公安、消防等部进行协调，尽力完成院前救护任务。

知 识 拓 展

①卫医政〔2009〕50 号. 2009. 急诊科建设与管理指南（试行）.

②总后勤部卫生部. 2012. 军队三级综合医院等级评审标准和细则. 107.

（林守钰）

第三节　介入诊疗室护理工作制度

1. 在医院护理部指导及科室主任、护士长领导下工作。

2. 严格履行岗位职责，夜间及节假日配设专人备班，保持通信畅通，确保及时到位。

3. 严格遵守无菌原则、执行操作规程，做好环境保护及医务人员职业健康防护①。

4. 严格执行消毒隔离制度，认真执行“三查十对”制度及患者身份识别制度，防止事故、差错发生。

5. 掌握介入诊疗技术的适应证、禁忌证。

6. 认真落实手术前后所使用器械、物品的清点核查及登记。

7. 护理人员做好介入手术中的配合，密切观察病情，发现异常情况及时报告，掌握介入手术中及手术后的各种应急处置。

8. 各种仪器设备、急救器材做到“五定”并记录。

9. 介入诊疗室设有电离辐射警告标志①，室内按感控要求区分无菌与非无菌区，区域标识清楚。各区整洁、有序、安静、舒适。

10. 每天湿式拖地 2 次，有污染时随时消毒，每日 1 次等离子空气消毒，每周 1 次对环境进行彻底消毒。每月 1 次空气微生物监测，监测结果保存 2 年。

11. 定期组织护理人员业务学习及介入手术配合操作培训；定期进行护理质量检查和讲评，不断提高护理质量。

知 识 拓 展

①总后勤部卫生部. 2012. 军队三级综合医院等级评审标准和细则. 97-102.

（郭林红）

第四节　手术室护理工作制度

一、工 作 制 度

1. 所有手术工作人员均应严格执行各项规章制度、技术规范和操作规程。

2. 工作人员在上岗前及上岗期间定期体检，应进行个人卫生习惯的培训。

3. 进入手术室的工作人员必须更换手术室专用的衣、帽、拖鞋、口罩等。当手术衣被污染时，应及时更换。手术完毕，衣裤、鞋等须放到指定地点。工作人员暂离手术室外出时，一律更换外出鞋，穿外出衣。

4. 保持房室安静，避免大声说话、交谈。工作人员患慢性传染性疾病或急性呼吸道感染时，不准进入手术间。

5. 污染物品、清洁物品、无菌物品应严格分开放置，不得混淆[①]。

6. 患者应在麻醉准备间麻醉后送入洁净手术室。

7. 限制在手术台上翻动患者。必要时动作轻柔，减少浮游菌沉降于手术区。

8. 进入洁净区前进行个人卫生处理（洗澡、更衣，禁止化妆），室外的衣服不能进入洁净区，私人物品一概不得进入洁净区。

9. 进入手术区域的所有人员应定期进行无菌技术和相关知识培训，包括卫生及微生物学基础知识教育，对需要进入清洁区而没有接受过培训的外来人员（如建筑或维修人员）应特别注意对其监督。

10. 手术室内一切物品用后归置回原位。一切器械、仪器应有专人负责保管，严格按照操作规程使用，避免损坏。手术部器械一般不得外借，特殊情况下必须经护士长同意。

11. 每日清洁消毒 1 次， 每周进行彻底清扫 1 次，每月进行卫生大扫除 1 次。每月对洁净手术室的空气、物体表面、手术人员的手进行细菌培养，并对空气灰尘粒子数、噪声、温湿度进行监测 1 次，并将结果上报备案[①]。

二、安全管理制度

1. 定期进行手术室安全培训，组织护士学习有关的安全知识，宣传防护措施，提高安全意识，熟知应急灯、灭火器的放置地点，要求人人掌握灭火器的使用方法，熟悉安全通道及安全门的使用方法。切实做好防火、防盗、防特、防爆工作。

2. 加强消防器材和安全设置的使用管理，始终保持手术室消防器械、安全门灯设置完好无损，保证安全通道畅通，紧急情况下可以快速疏散患者，安全员定期巡查，发现问题及时向有关领导报告。

3. 发生火灾时应立即报警，停止洁净空调系统运转，切断电源及易燃气体通路，组织灭火及疏散人员。

4. 任何手术必须签订手术知情同意书，未签订的不得手术。重危、大手术科主任签字交医务科审批后方可手术，抢救患者除外。

5. 严格遵守物品清点制度，防止物品遗落在患者体内。所需用物必须按规定进行核对，并认真记录、签名，数量无误才能关闭切口；增添物品时及时登记，掉下手术台的物品及器械要妥善保存在固定处。

6. 严格执行消毒隔离制度，落实各项消毒措施，以防发生院内感染。各类手术器械使用前须确保灭菌合格，并检查器械及其附件的完整性，确保功能良好，各类敷料使用前必须确保无破损、无潮湿、灭菌合格。

7. 抢救车上的物品做到定量、定位、定人管理，护士长每周检查一次并记录，以保证各类抢救物品处在功能位。

8. 手术室内各种大型仪器、设备专人保管，培训后方可使用。使用时严格遵守操作规程，防止因使用不当对患者造成伤害或仪器损坏。专人专职保养、维修室内电气设备，手术使用的仪器、设备定期检修，发现问题及时处理，专人负责，保证性能良好。

9. 严禁在手术室使用明火，易燃易爆药品应固定基数并专柜上锁保存，使用氧气时应注意严格按操作规程进行，做到“四防”（防火、防震、防油、防热）。使用各种气体时应严格查对气体插孔是否正确，用毕及时关闭。设备维修员每日对各种气体进行巡检，发现问题及时处理。

10. 定期检查和维护平车，安全运输患者，搬运时动作轻巧、规范，防止患者坠床。

11. 做好手术室的危险预防管理工作，术前应检查手术室各类电器的备用状况，术中严格遵守电器使用常规，安全使用电刀；一般情况下不使用可燃性消毒剂，以防术中电刀火花引起燃烧，患者体内已有心电起搏器、心内导管等装置，术中操作应谨慎，预防电击，冲洗时勿使患者身体潮湿而造成电致伤；心电监护电极片粘贴于患者非受压部位。

12. 术前按手术要求准备体位用物及软垫，要求安全、齐全。术中用约束带固定肢体松紧适宜，固定时防止损伤肌肉及神经。

13. 严格执行标本管理制度，术中病理标本及时交于巡回护士管理，应有专人负责清点。

14. 没有取得职业资格证的新毕业护理人员，必须在护士指导下开展工作，不得单独值班。

15. 科室电脑应加强管理，非医疗行为不得使用。

16. 私人贵重物品严禁带入手术室，应自行保管好。

17. 注意用电安全，各种电器设备使用后及时断电。

18. 除本科室值班人员外，其他人不可留宿。如有特殊情况，须经领导批准。发现形迹可疑的人员，应通知保卫科及时处理。

19. 节假日、夜间值班时，应及时关好大门，保证安全。

20. 护士长每月进行一次检查，监督各项安全措施的落实情况，发现问题及时处理。

知识拓展

①总后勤部卫生部. 2012. 军队三级综合医院等级评审标准和细则. 97.

（张晓弘）

第五节　消毒供应中心护理工作制度

一、护理工作制度

1. 消毒供应中心人员必须严格遵守岗位职责、各项规章制度和操作规程，掌握有关消毒灭菌、防护知识，有效预防工作缺陷和安全事故的发生。

2. 工作人员按要求着装，换鞋进入各工作区，做好个人防护。严格控制人员出入，非本科室人员未经许可不得随意进入工作区域；各区人员不得随意相互跨区。

3. 坚持查对制度，严格交接，每日要认真清点各类物品并登记，做到账物相符；若物品丢失，个人要赔偿；对破损的物品及时更换，保证及时供应。

4. 严格掌握灭菌程序，消毒员持证上岗，做好各种监测，确保灭菌效果。

5. 严格区分去污区，检查包装区、灭菌区和无菌物品存放区，实现由污到洁的工作流程，不得洁污交叉或物品回流。

6. 污染物品、清洁物品、无菌物品应严格分开放置，不得混淆。

7. 做好无菌物品的供应工作。

8. 认真执行下收下送的各项操作流程，灭菌物品与污染物品分别使用专用车辆、篮筐；特殊污染物品装入带盖整理箱内，并标明感染类型。

9. 每月定时发放工作满意度调查表，每月到科室征求意见，对提出的意见、建议及时讨论分析，制定改进措施，及时改进工作。

10. 保持工作环境整洁，爱护公物，勤俭节约，遵守劳动纪律。

二、监 测 制 度

1. 认真遵守各项监测技术操作流程，以实事求是的科学态度对待工作。

2. 负责灭菌器材的消毒灭菌效果监测，每日对灭菌锅进行空锅 B-D 试验；监测员每天随机抽查灭菌包化学指示胶带变色情况及工艺监测记录结果；每周进行生物监测 1 次，以确定其无菌效果。植入物应每锅进行生物监测。

3. 每月对检查包装区、无菌物品存放区进行空气监测。

4. 对使用中的消毒液、清洗液浓度实行不定时监测，每天至少 1 次。

5. 各种监测结果认真登记，妥善保管，发现问题时采取措施，立即改进，以保证质量。

三、质量控制过程的记录与质量追溯制度

1. 建立质量控制过程记录与可追溯制度。记录应易于识别且具有可追溯性，清洗、消毒监测资料和记录的保存期应≥6 个月，灭菌质量监测资料和记录的保留期应≥3 年。

2. 每天打印或记录清洗消毒器和灭菌器的运行参数。

3. 每天记录灭菌器的运行情况，包括灭菌日期、灭菌器编号、批次号、装载的主要物

品、灭菌程序号、主要运行参数、灭菌员签名或工号及灭菌质量的监测结果等，并存档。

4. 各类医疗包外应有标识，内容包括物品名称、操作者与核对者的姓名或工号、灭菌器编号、批次号、灭菌日期和失效日期。

5. 使用者应检查并确认包内化学指示物是否合格，器械干燥、洁净等，合格方可使用。同时将手术器械包的包外标识留存或记录于手术护理记录单上。

6. 如采用信息系统，手术器械包的标识使用后应随器械回到消毒供应中心进行追溯记录。

7. 临床任何质量反馈均有全程（包括处理结果）记录，并妥善存档。

8. 建立持续质量改进制度及措施，发现问题及时处理，并建立灭菌物品召回制度如下：

（1）生物监测不合格时，应通知使用科室停止使用，并召回上次监测合格以来尚未使用的所有灭菌物品。同时应书面报告相关管理部门，说明召回的原因。

（2）相关管理部门应通知使用科室对已使用该期间无菌物品的患者进行密切观察。

（3）应检查灭菌过程的各个环节，查找灭菌失败的可能原因，并采取相应的改进措施，重新进行生物监测 3 次，合格后该灭菌器方可正常使用。

（4）应对该事件的处理情况进行总结，并向相关管理部门汇报。

9. 定期对监测资料进行总结分析，做到质量持续改进。

（周　妍）

第六节　血液净化科工作制度

一、工作制度

1. 工作人员应遵守岗位职责和血液透析室的各项规章制度，具备高度的责任心，坚守岗位，严禁擅离职守。

2. 护士经上岗前培训、考核合格后上岗①。

3. 工作人员走工作人员通道进入血液透析室，须穿工作服、戴工作帽、换工作鞋。保持血液透析室环境清洁、整齐、舒适、安静。

4. 严格贯彻执行原国家卫计委《血液净化标准操作规程》《医院感染管理规范（试行）》《消毒管理办法》《消毒技术规范》《医疗废物管理条例》等有关规定。

5. 严格执行查对制度、交接班制度、危重患者抢救制度等医疗核心制度和各项血液透析操作常规，做好各项护理工作。

6. 护士应熟练掌握血液透析仪的操作及各种血液透析血管通路的护理；透析过程中定期巡视患者，观察机器的运转情况，做好透析记录。

7. 定期组织护理质量督察，不断提高血液透析护理管理质量。

8. 每日检查透析设备，定期进行维护、清洗、消毒。每天应对水处理设备进行维护与保养，确保安全范围，保证透析供水。

9. 每日检查抢救设备和用物，抢救仪器设备呈完好备用状态，定期校准，物品、药品专人管理。

10. 血液透析病历专人管理。

11. 每日检查水、电情况，确保水、电无故障，每日透析结束后切断电源。

12. 血液透析室原则上一律谢绝家属探视，未经允许不得入内。

13. 定期组织业务学习，不断更新知识，加强学术交流，开展科研工作，不断提高专业水平。

14. 护理人员应相对固定，护理乙肝和丙肝患者的护理人员不能同时照顾乙肝和丙肝阴性患者。

15. 感染患者使用的设备和物品如病历、血压计、听诊器、治疗车、机器等应有标识。

16. 乙肝和丙肝患者必须分区分机进行隔离透析，感染病区的机器不能用于非感染病患者的治疗，应配备感染患者专门的透析操作用品车。

17. 透析治疗室和透析准备室应当保持空气清新，每日进行有效的空气消毒。每月对透析治疗室空气、物体、机器表面及部分医务人员手进行病原微生物的培养监测，保留原始记录，建立登记表。

18. 透析用水、细菌培养应每月 1 次，内毒素检测至少每 3 个月 1 次，化学污染物至少每年测定 1 次。

19. 透析液、细菌培养应每月 1 次，透析液的内毒素检测至少每 3 个月 1 次。透析液的细菌、内毒素检测每台透析机至少每年 1 次。

二、工作人员手卫生制度

1. 医务人员在接触患者前后应洗手或用速干手消毒剂擦手。

2. 医务人员在接触患者或透析单元内可能被污染的物体表面时应戴手套，离开透析单元时应脱下手套。

3. 医务人员在进行以下操作前后应洗手或用速干手消毒剂擦手，操作时应戴口罩和手套：深静脉插管、静脉穿刺、注射药物、抽血、处理血标本、处理插管及通路部位、处理伤口、处理或清洗透析机时。

4. 在接触不同患者、进入不同治疗单元、清洗不同机器时应洗手或用速干手消毒剂擦手及更换手套。

5. 以下情况应强调洗手或用速干手消毒剂擦手：脱去个人保护装备后；开始操作前或结束操作后；从同一患者污染部位移动到清洁部位时；接触患者黏膜、破损皮肤及伤口前后；接触患者血液、体液、分泌物、排泄物、伤口敷料后；触摸被污染的物品后。

知 识 拓 展

①总后勤部卫生部. 2012. 军队三级综合医院等级评审标准和细则. 98.

（陈　玲）

第七节　产房工作制度

1. 产房实行 24 小时值班制。值班医生、助产师（士）、护士不得擅自离开产房。

2. 助产士经上岗前培训、考核合格后上岗①。

3. 产房应设有产程所必需的用品、药品和急救设备，做到专人保管，定期检查、补充和更换。

4. 严格遵守消毒隔离制度，患有传染性疾病的孕产妇应送隔离产房或隔离待产室待产、分娩。隔离待产室及隔离产房产检用品及其他物品均为感染孕产妇专用，使用后常规进行消毒处理。

5. 严格交接班制度，交班者与接班者交接孕产妇宫缩情况、产程进展情况及其他特殊病情交接。接班者听胎心，并做记录、签字。

6. 工作人员进入产室必须穿戴产房专用的帽子、口罩、鞋和工作服。

7. 值班人员应热情接待产妇，严密观察产程。产妇在待产和分娩过程中如有异常情况，应及时报告上级医师立即处理。

8. 检查产妇前后要洗手。接产和手术时常规进行外科洗手，严格遵守无菌操作规程。

9. 新生儿娩出后，接产人员应将新生儿抱给产妇辨认性别，下手术台前取出阴道堵塞的带尾纱布。应及时、准确填写产程、分娩经过等记录，完善新生儿病历。

10. 产妇生产后留分娩室观察 2 小时，行早接触、早吸吮，无特殊情况的送回病房，与病区护士共同检查核对新生儿性别、手腕标识及产妇情况。

11. 婴儿出生后进行常规检查，打印手腕带并与产妇确认信息无误后戴上，盖左足印，接种乙肝疫苗，视情况接种乙肝丙种免疫球蛋白。

12. 接产结束后，及时做好接生器械、物表、地面的清洁清毒工作，并规范处理胎盘。

13. 助产士主动提供导乐分娩，待产期间指导孕妇使用导乐球、导乐椅，提供心理支持，帮助孕产妇建立信心。

14. 做好产妇坠床、滑倒、跳楼等意外事件的安全防范措施①。

知 识 拓 展

①总后勤部卫生部. 2012. 军队三级综合医院等级评审标准和细则. 98.

（郝　岚）

第八节　NICU 工作制度

1. 在科室主任领导下和护士长管理下进行工作。

2. 严格执行交接班制度，除书面交班外，需床头交班，要求做到“四清楚”。

3. 严格遵守无菌操作规程，无菌物品摆放规范。

4. 严格执行消毒隔离制度，预防交叉感染。各类物品应按规定及时清洁、消毒，工作人员检查、接触患儿和周围环境前后须用消毒液洗手。遇有特殊感染、免疫力低下等患儿时，应与其他患儿隔离，专人护理。

5. 严格执行家属探视制度，做好探视家属的管理工作，热情接待，文明用语，耐心回答家属提出的问题，与医疗护理无关的人员禁止入内，接收母乳时应与家长做好核对工作，并做好标记。

6. 严格执行查对制度，每位患儿入院时均有两个手腕带，腕带字迹清晰，与家长认真核对腕带信息，佩戴完好，外出检查或出院时与家长再次认真核对，腕带损坏时应及时补戴，新补的腕带应双人核对患者的信息，确认无误后佩戴。

7. 工作人员进入监护室必须注意病区的清洁卫生，须穿工作服、戴帽子、换工作鞋，戴无菌口罩，患有感染性疾病的工作人员应调离新生儿病室，防止交叉感染；有轻度上呼吸道感染者需戴双层口罩。

8. 坚守岗位，严密观察病情，发现病情变化时处置、报告及时、妥善，认真书写护理记录单，协助医生做好治疗和抢救工作。

9. 注意安全，无陪病房，各班都要注意随手关门，病区工作人员不得私自将患儿抱出病房。

10. 保持室内整洁，温湿度适宜，注意通风，定时空气消毒，并签名记录，避免噪声。

11. 做好新生儿坠床等意外事件的安全防范措施①。

12. 环境及设备定期消毒和细菌学监测并记录①。

13. 各种抢救用品、仪器设备和药品定位放置，标记明显，每日清点，班班交接。用后及时清理、消毒、归位、补充。定期检修，做到有备无患。

14. 使用保温箱及蓝光箱前后应检查仪器的性能完好情况，每天用消毒液擦拭 1 次，箱内被褥一人一条一用，用前消毒灭菌。保暖超过 1 周的患儿要更换备用暖箱。

15. 患儿入院时须称体重、监测生命体征，并记录完整，早产儿每日称体重 1 次，足月儿每周称体重 2 次（周三、周日），病情危重不适合搬动者除外。

16. 患儿的各类用药必须严格遵医嘱执行，注射用药床头输液单签名及时、字迹清晰。

17. 监护室患儿按时间、奶量喂养并记录情况，在病情许可下可母乳喂养，不能吸吮的婴儿用滴管或鼻饲，用完后将奶瓶、奶嘴清洗干净、高压灭菌消毒备用，喂养母乳前应核对无误并加热后再喂。

18. 认真、仔细地做好基础护理，病情平稳患儿每日沐浴 1 次，注意耳后、手心、腋下、会阴部、臀部等部位的清洁，要求无分泌物、无异味，注意臀部皮肤护理，如发现红臀应及时处理，保持床单整洁，如有污迹应随时更换。沐浴时要求每人一个盆套和一条浴巾。

知 识 拓 展

①总后勤部卫生部. 2012. 军队三级综合医院等级评审标准和细则. 98.

（詹海霞）

第九节　干部保健科工作制度

1. 在医院护理部及科室主任、护士长的指导下工作。

2. 严格执行24小时值班制度，坚守岗位，履行职责。副班人员保持通信畅通，确保随叫随到。

3. 严格遵守各项保密要求，在外出执行保健任务和上门治疗时严格按《医疗护理技术操作常规》和医院有关规章制度执行，并做好记录。

4. 定期对急救器材设备进行维护，保持良好的应急状态。

5. 麻醉药品和精神类药品专人负责，每日检查，高危药品每月检查。

6. 协助医生做好保健首长来院就诊、会诊、体检及办理出入院手续，陪诊过程注意观察病情，收集病例资料并归档保存。

7. 熟练掌握常用急救处置程序和急救药品、物品、器材的使用，值班人员接到病情报告后迅速通知医生及科室领导，酌情向上级领导报告。备齐急救物品，通知120迅速出诊，并做好急救配合和病情记录。

8. 每周到保健首长家中巡诊，了解首长的身体现状、治疗用药、饮食卫生等情况，并进行疾病健康知识宣教，发现病情及时报告医生及科室主任进一步处理。

9. 每月对保健首长家中急救物品、药品、氧气等进行检查，确保使用安全。每半年对保健首长的公务员进行基础护理培训。

（魏　红）

第十节　体检中心护理工作制度

1. 在医院护理部指导及科室主任、护士长领导下工作。

2. 严格遵守医院和科室的规章制度，上班时间做到“六不”①。

3. 严格遵守岗位职责，仪容仪表整洁、举止端庄，态度和蔼，主动服务体检者，微笑解答体检者问题。

4. 掌握常用急救药品、物品的使用及应急处置预案，如遇突发情况，积极配合医生处理。

5. 掌握常规体检项目的注意事项，做好宣教，认真做好体检报告收集、登记、领取工作，保护体检者隐私。

6. 保持体检区域环境整洁、舒适、安全、有序。

7. 抽血室每日空气消毒1次，落实消毒隔离制度，遇有特殊情况及时报告。

8. 定期组织对体检者进行服务满意度调查，分析改进工作，提高服务质量。

9. 学习常见疾病的保健知识，并落实宣教。

10. 每月组织业务学习、工作质量分析及安全分析，进行持续的质量改进。

知识拓展

①六不：不戴首饰、不涂指甲油、不玩手机、不玩游戏、不聚集聊天、不在岗位吃东西。

（周晓丹）

第十一节　内镜室工作制度

一、工 作 制 度

1. 内镜室工作人员应具有高度的责任心，遵守岗位职责，严格执行患者身份识别制度、交接班制度、危重患者抢救制度和内镜室要求及操作规程。

2. 所有工作人员进入内镜室须穿工作服、戴工作帽、换工作鞋，保持内镜室环境清洁、整齐、舒适、安静。

3. 护理人员应熟练掌握内镜检查、内镜下介入手术配合，密切观察病情并及时处理，知晓并掌握内镜检查介入手术过程中和术后的各种应急预案处理。

4. 做好内镜室各种仪器设备、急救器材、急救药品定位、定点、定人管理，定期进行维护、清洗、消毒和登记工作。

5. 定期组织内镜室人员业务学习及内镜下诊疗操作培训；定期进行护理质量检查和讲评，不断提高内镜室管理质量。

二、消毒院感工作制度

1. 从事内镜工作的人员应严格贯彻执行原卫生部《医疗机构消毒技术规范》《软式内镜清洗消毒技术操作规范》等有关规定。严格遵守职业防护管理制度，执行标准防护、化学伤害防护、放射性防护、锐气伤和体液暴露防护。

2. 内镜室人员进入检查室、介入手术室均应按要求洗手、戴口罩、更换一次性手术衣。

3. 内镜室人员在接触患者前后、进行内镜操作前后、接触患者污染液体前后均应洗手、戴手套或用速干手消毒剂擦手。

4. 内镜室人员使用过的污染衣物、手套等要定点放置，不能接触清洁区域。

5. 内镜的洗消流程包括床旁预清洗、测漏、手工初洗、清洗液清洗、浸泡消毒、终末漂洗，最后采用75%乙醇溶液灌流吹干。

6. 进入人体的无菌组织：器官或接触破损皮肤、破损黏膜的软式内镜及附件应进行灭菌。

7. 与完整黏膜相接触、而不进入人体的无菌组织器官，也不接触破损皮肤、破损黏膜的软式内镜及附属物品、器具，应进行高水平消毒。

（文晓冬）

第十二节　门诊口腔科工作制度

1. 工作人员着装符合职业要求，服务热情，用语文明。

2. 诊疗室环境整洁，采光、通风良好，布局合理，分区明确，符合医院感染管理规范。

3. 严格执行各项规章制度，遵循标准预防原则，遵守各项技术规范和操作规程。

4. 无菌物品与非无菌物品分别放置，做到有序、方便、整洁。

5. 口腔专科所有药物、材料等保证质量，存放规范，标识清楚。

6. 凡是进入组织、血液的牙科器械（手机、牙钻、车针、根管治疗器械、拔牙器械、牙周治疗手术器械等）必须达到灭菌标准，并做到一人一盘一灭菌。

7. 发现传染患者，立即采取隔离等相关措施。

8. 做好空气、物表、地面及医疗废弃物的消毒与处理，按规定登记建档，防止和控制医院交叉感染。

9. 定期监测化学消毒剂的浓度和微生物污染情况①。

10. 建立器械账册、设备档案，专人管理，定期检查、维护和保养，保证安全使用，延长设备寿命。

知 识 拓 展

①卫医发〔2005〕73号. 2005. 医疗机构口腔诊疗器械消毒技术操作规范.

第十三节　门诊眼科工作制度

1. 诊室准备　保持诊室清洁、整齐、明亮、通风，保证适宜的温湿度，备双层遮光窗帘。检查视力表、裂隙灯及诊疗器械是否清洁、功能是否完好。备好眼药水、酒精棉球及棉签，补充办公用品和清洁消毒手消毒液、擦手纸。

2. 预检分诊　护士应主动向患者询问病史、观察病情，根据患者病情特点做出初步的判断，给予合理的分诊指导。尽可能做到按专业就诊，分诊准确，以免患者来回走动延误病情。

3. 视力检查　向患者耐心解释检查视力的重要性和方法，取得配合。检查后把患者的视力分左右眼准确记录在病历本上，告诉患者诊室的位置。查视力时初步分诊，对行动不便、年老体弱、啼哭小儿、急诊患者等可酌情优先安排就诊。

4. 护士经常巡视诊室，协助医生诊治患者，根据医嘱为患者做各项检查，维持诊室秩序。

5. 充分利用壁报、板报、电视等形式宣传眼科常见病的预防知识，对候诊患者应实行卫生宣教和普及眼科疾病常识。

（李　颖）

第十四节　生殖中心工作制度

1. 在医院护理部指导及科室主任、护士长领导下工作。

2. 严格遵守岗位职责，爱岗敬业，态度和蔼，热情接待，提供优质服务。

3. 严格执行各项规章制度，遵守各项技术规范和操作规程。

4. 指导患者就诊，对进行辅助生殖治疗的患者分时段健康宣教、用药指导和随访登记。

5. 负责患者血液样本的留取。
6. 协助临床医生进行手术操作，做好术中记录，介绍术后注意事项。
7. 负责手术器械的清洗、消毒、管理工作，定期检查无菌物品的有效期。
8. 麻醉药品做到“五专”，班班清点交接，钥匙妥善保管。
9. 根据《医疗机构病历管理规定》，做好病案登记、病案管理、病历借阅。

（郝　岚）

第七章　护理重点环节应急预案及处理流程

第一节　药品安全管理应急预案及处理流程

一、药品安全管理制度

详见第四章第十二节“科室药品保管及储存安全管理制度”。

二、应急预案及处理流程

（一）用药错误应急预案

1. 发现用药错误后，应立即停止继续用药。
2. 立即报告值班医生及护士长，遵医嘱给予及时的处理。
3. 密切监护患者的神志、体温、呼吸、血压等生命体征的变化。
4. 配合医生迅速采取补救措施，避免或减轻对患者身体健康的损害或将损害降至最低。
5. 护士长应于 24 小时内上报护理部。
6. 做好护理记录。

（二）用药错误处理流程

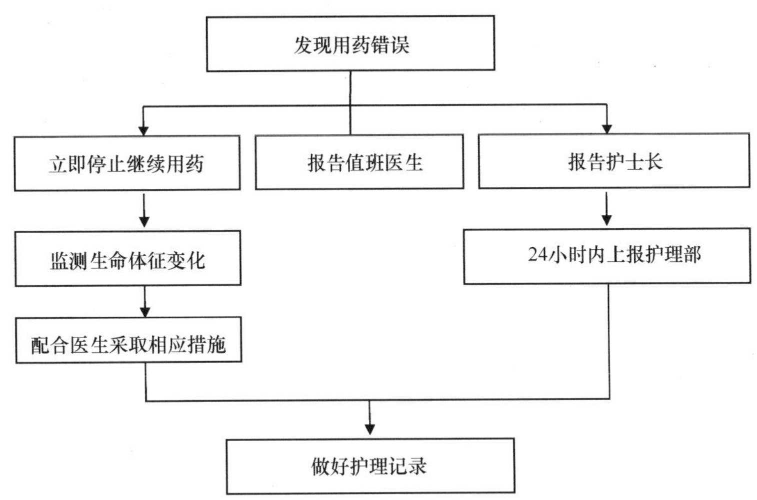

（三）患者发生药物不良反应的应急预案

1. 当患者出现药物不良反应时，应立即停止所用药物或立即更换液体及输液器，并用无菌治疗巾包裹所更换下来的液体及输液器存放于冰箱，卧床休息，必要时给予氧气吸入，保持呼吸道通畅。

2. 立即报告医生，遵医嘱给予及时的处理。

3. 密切观察患者的生命体征，并做好记录，如出现休克等应迅速备好各种抢救用品及药品，配合医生抢救。

4. 待患者病情完全稳定后，向患者解释发生药物不良反应的原因，制定有效的预防措施，尽可能地防止以后再发生类似的问题和情况。

5. 填写药物不良反应报告表，并同液体、输液器一起送检验科。

（四）患者发生药物不良反应的处理流程

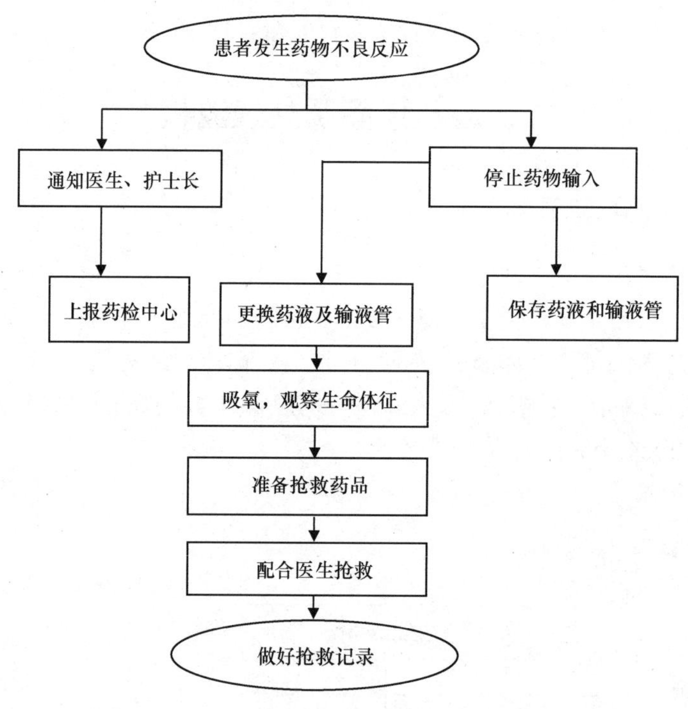

（周晓丹）

第二节　输液/输血安全管理应急预案及处理流程

一、输液安全管理制度

1. 严格遵循静脉治疗护理技术操作规范、无菌技术操作原则，严格执行“三查十对”。

2. 严把药物“四关”，各关必须按常规仔细检查，做到液体无混浊、无异物、无沉淀、无漏液等。

3. 确保输液用具安全，输注药物前必须认真检查输液用具有效期、包装的完整性。如发现不符合要求则不可使用。

4. 药物的安全使用，静脉输液治疗流程中药物的领取、摆药、配制、查对、更换液体等步骤均存在安全隐患，必须确保每一个步骤准确无误，才能保证输液的安全性。

5. 严格遵医嘱配制药液，使用多种药物时注意配伍禁忌，抗生素现用现配。

6. 根据药物的性质、作用、使用说明及患者病情需要选择适当的输液途径，合理安排输液顺序、速度及选择适当的输液装置，输注的两种不同药物之间有配伍禁忌时，应在前一种药物输注结束后冲管或更换输液器后再接下一种药物继续输注。

7. 需长期输液的患者，要注意保护和合理使用静脉，开展主动血管评估，确保为患者进行静脉治疗的最优方案。

8. 严格按护理分级制度、药物使用的要求巡视，建立输液巡视单，观察患者的输液滴速、输液管路通畅情况，穿刺点局部有无红、肿、热、痛、渗出及用药后有无反应，输入刺激性、腐蚀性药物过程中应加强巡视，注意观察回血情况，确保导管在静脉内。

9. 特殊用药及专科特殊用药如升压药、垂体后叶素、硝酸甘油、胰岛素等，输液架上应挂有注意滴速警示标识，预防和及时发现药物外渗，并及时处理，输入高危药品、泵钾等要经双人查对，签全名。

10. 行深静脉置管实施输液的患者，应严格执行深静脉护理常规，输液不畅时严禁挤压、加压冲洗导管，以防发生栓塞，预防管道脱落。

11. 静脉使用新的抗生素或其他新药时，应仔细阅读说明书，注意药物配伍禁忌，根据医嘱或说明书要求给予药物过敏试验。

12. 输液过程中若患者出现输液反应①，按输液反应处理程序处理。

13. 药物静脉注射时，针筒上应贴有注明床号、姓名、药名、浓度、剂量、方法的统一标签，粘贴标签时注意勿将针筒刻度完全包裹，以便观察针筒内药液的色、质、量。

二、输血安全管理制度

1. 输血治疗前，经管医生必须与患者或家属谈话，并签订输血治疗同意书。

2. 采集血交叉标本时必须打印采血单，双人核对并签字，仔细查对医嘱、输血申请单、标本标签。

3. 领血时，认真做好“三查十对”，并使用保温袋进行运送。

4. 全血、成分血和其他血液制品应从血库取出后30分钟内输注②。1个单位的全血或成分血应在4小时内输完②，血小板和融化后的冷沉淀要以患者可以耐受的最快速度输注，防止时间过长发生血液变质及成分改变。

5. 血液制品不应加热，不应随意加入其他药物。

6. 输血前应了解患者血型、输血史及不良反应史。对于第一次输血的患者，应告知其血型，并在床头牌及手腕带上标注血型。

7. 输血前和床旁输血时，应分别双人核对输血信息，无误后方可双人签字执行，用符合国家标准的一次性输血器进行输血。

8. 使用输血器时，输血前后应用无菌生理盐水冲洗输血管道；连续输入不同供血者的血液时，应在前一袋血输尽后，用无菌生理盐水冲洗输血器，再接下一袋血继续输注。

9. 输血起始速度宜慢，应观察15分钟无不适后再根据患者病情、年龄及输注血制品的成分调节滴速，并严密观察受血者有无输血不良反应[3]，如出现异常反应，应根据输血不良反应及其处理预案进行处理，记录及时、规范。

10. 输血完毕，应逐项填写输血反馈单，空血袋低温保存 24 小时后返还输血科保存。

11. 观察、记录输血全过程[4]。

三、应急预案及处理流程

（一）患者发生输液反应时的应急预案

1. 当患者发生输液反应时，应立即停药或更换液体及输液器，保存更换下来的液体及输液器，卧床休息，必要时给予氧气吸入，保持呼吸道通畅。

2. 立即呼叫医生，遵医嘱给予及时的处理。

3. 密切观察患者的生命体征，并做好记录，如出现休克等应迅速备好各种抢救用品及药品，配合医生抢救。

4. 待患者病情完全稳定后，向患者解释发生输液反应的原因，制定有效的预防措施，尽可能地防止以后再发生类似的问题和情况。

5. 按要求填写输液反应报告单，上报护理部、感控科、药剂科，科室留底备案。

6. 将保留的液体、输液器送检验科。

（二）患者发生输液反应时的处理流程

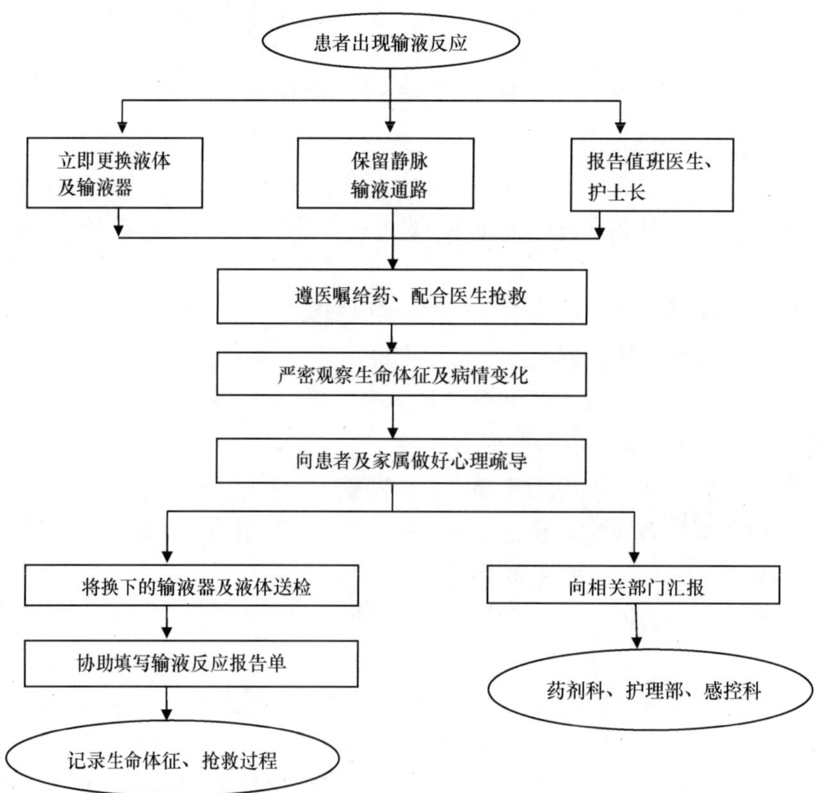

（三）患者发生急性肺水肿的处理流程

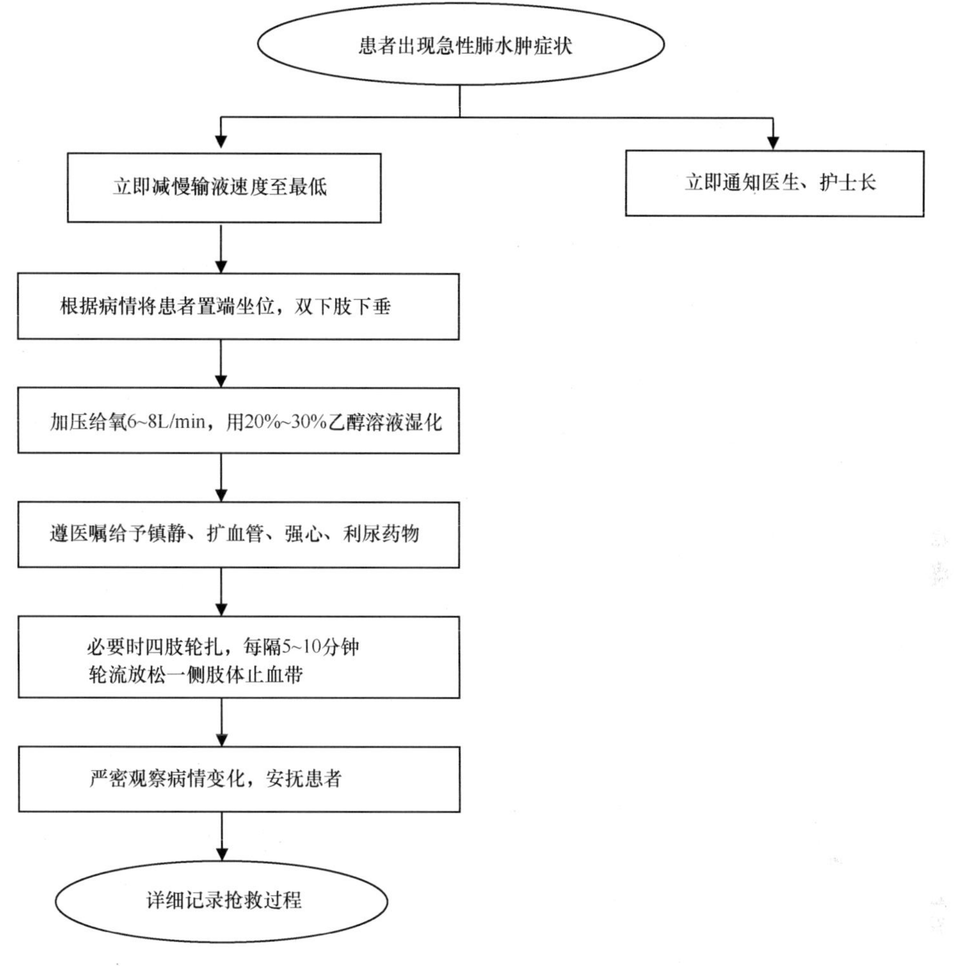

（四）患者发生输血反应时的应急预案

1. 患者发生输血反应时，应立即停止输血，更换输血器，改输生理盐水，遵医嘱给予抗过敏药物。
2. 报告医生及病房护士长，并保留未输完的血袋及输血器，以备检查。
3. 病情紧急的患者准备好抢救药品及物品，配合医生进行紧急救治，并给予氧气吸入。
4. 若是一般过敏反应，应密切观察患者病情变化并做好记录，安抚患者，减少患者的焦虑。
5. 按要求填写输血反应报告单，上报输血科。
6. 怀疑溶血等严重反应时，将保留血袋、输血器及抽取的患者血样一起送输血科。
7. 加强巡视及病情观察，做好抢救记录。

（五）患者发生输血反应时的处理流程

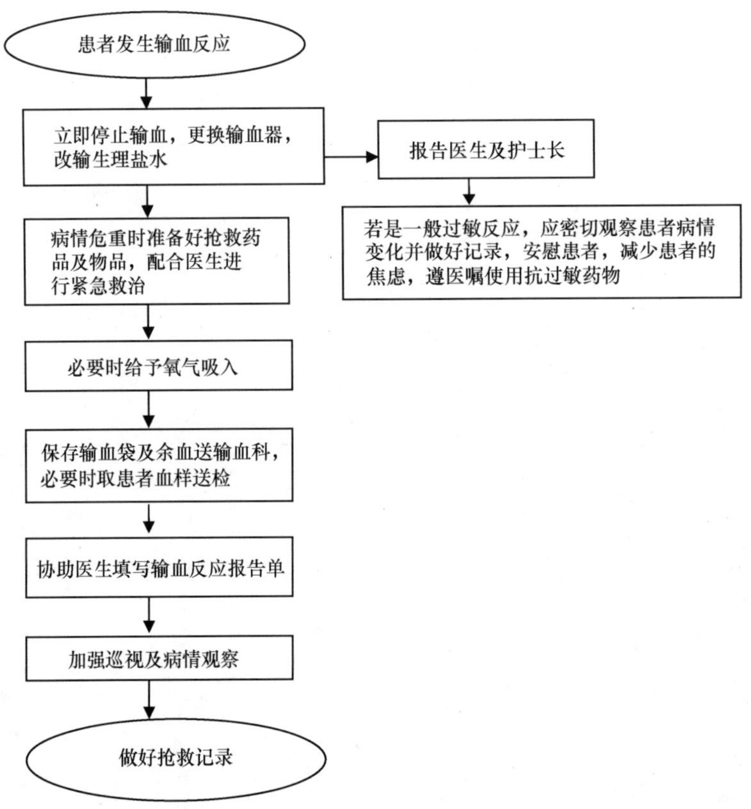

（六）输血反应登记报告制度

1. 凡接到临床科室反映有输血反应者，应妥善处理并报告上级主管领导，科室指派专人妥善保管有关各科室的原始资料，因输血器引起的不良反应要对该输血器及检验所用血样管等暂时封闭保留，以备检验。

2. 记录发生输血反应患者的科室、姓名、血型、ID 号、输血史、妊娠史，所输血制品的名称、献血者姓名、输入量（号）、血液编码、反应的症状、处理方法、结果等。

3. 及时收回因输血反应未输完的血液制品，重复确认血型和交叉配血，必要时进行抗体检测和细菌学检测。

4. 将检测结果及时反馈给临床医师对症治疗。

5. 发现患者有特殊抗体需要继续输血时，要进一步寻找合适的血型及献血者配型。

6. 严重的输血反应经处理后（必要时应）立即由科室领导上报医疗科。

知 识 拓 展

①输液反应

a. 发热反应：多发生于输液后数分钟至 1 小时。患者表现为发冷、寒战、发热。轻者体温在 38℃左右，停止输液后数小时内可自行恢复正常；严重者初起寒战，继之高热，体温可达 40℃以上，并伴有头痛、恶心、呕吐、脉速等全身症状。

b. 循环负荷过重反应：也称为急性肺水肿，表现为患者突然出现呼吸困难、胸闷、咳嗽、咳粉红色泡沫样痰，严重时痰液可从口、鼻腔涌出。听诊肺部布满湿啰音，心率快且节律不齐。

c. 静脉炎：沿静脉走向出现条索状红线，局部组织发红、肿胀、灼热、疼痛，有时伴有畏寒、发热等全身症状。

②WS/T 433–2013 静脉治疗护理技术操作规范。

③输血不良反应

a. 发热反应：可发生在输血过程中或输血后 1～2 小时，患者开始有发冷、寒战，继之出现高热，体温可达 38～41℃，可伴有皮肤潮红、头痛、恶心、呕吐、肌肉酸痛等全身症状，一般不伴有血压下降。发热持续时间不等，轻者持续 1～2 小时即可缓解，缓解后体温逐渐降至正常。

b. 过敏反应：大多发生在输血后期或即将结束输血时，其程度轻重不一，通常与症状出现的早晚有关。症状出现越早，反应越严重。

轻度反应：输血后出现皮肤瘙痒，局部或全身出现荨麻疹。

中度反应：出现血管神经性水肿，多见于面部，表现为眼睑、口唇高度水肿，也可发生喉头水肿，表现为呼吸困难，两肺可闻及哮鸣音。

重度反应：发生过敏性休克。

c. 溶血反应：是受血者或供血者的红细胞发生异常破坏或溶解引起的一系列临床症状。溶血反应是最严重的输血反应，分为血管内溶血和血管外溶血。

血管内溶血：临床表现轻重不一，轻者与发热反应相似，重者在输入 1～15ml 血液时即可出现症状，死亡率高。通常可将溶血反应的临床表现分为以下三个阶段。

第一阶段：受血者血清中的凝集素与输入的血中红细胞表面的凝集原发生凝集反应，使红细胞凝集成团，阻塞部分小血管。患者出现头部胀痛，面部潮红，恶心、呕吐，心前区压迫感，四肢麻木，腰背部剧烈疼痛等反应。

第二阶段：凝集的红细胞发生溶解，大量血红蛋白释放到血浆中出现黄疸和血红蛋白尿（尿呈酱油色），同时伴有寒战、高热、呼吸困难、发绀和血压下降等。

第三阶段：一方面，大量血红蛋白从血浆进入肾小管，遇酸性物质后形成结晶，阻塞肾小管；另一方面，由于抗原、抗体的相互作用，又可引起肾小管内皮缺血、缺氧而坏死脱落，进一步加重肾小管阻塞，导致急性肾衰竭，表现为少尿或无尿，管型尿和蛋白尿，高钾血症、酸中毒，严重者可致死亡。

血管外溶血：多由 Rh 系统内的抗体（抗 D、抗 C 和抗 E）引起。临床常见 Rh 系统血型反应中，绝大多数是由 D 抗原与其相应的抗体相互作用产生抗原抗体免疫反应所致。反应的结果是红细胞破坏溶解，释放出的游离血红蛋白转化为胆红素，经血液循环至肝脏后迅速分解，然后通过消化道排出体外。Rh 阴性患者首次输入 Rh 阴性血液时不发生溶血反应，但输入 2～3 周后体内即产生抗 Rh 因子的抗体。如再次接受 Rh 阳性的血液，即可发生溶血反应。Rh 血型不符所引起的溶血反应较少见，且发生缓慢，可在输血后几小时至几天后才发生，症状较轻，有轻度的发热伴乏力、血胆红素升高等。对此类患者应查明原因，确诊后尽量避免再次输血。

d. 与大量输血有关的反应

循环负荷过重：患者突然出现呼吸困难、胸闷、咳嗽、咳粉红色泡沫样痰，严重时痰液可从口、鼻腔涌出。听诊肺部布满湿啰音，心率快且节律不齐。

出血倾向：临床表现为皮肤、黏膜瘀斑，穿刺部位大块淤血或手术伤口渗血。

枸橼酸钠中毒反应：患者出现手足抽搐、血压下降、心率缓慢。心电图出现 Q-T 间期延长，甚至心搏骤停。

e. 其他：如空气栓塞、空气污染反应、体温过低及通过输血传染各种疾病（病毒性肝炎、疟疾、艾滋病）等。因此严格把握采血、贮血和输血操作的各个环节是预防上述输血反应的关键。

④王吉善. 2011.三级综合医院评审标准条款评价要素与方法说明[M].北京：人民卫生出版社，332.

（赵陈英）

第三节　标本采集并发症应急预案

一、标本采集质量管理制度

详见第四章第九节“标本采集质量管理制度”。

二、标本采集并发症的处理流程

（一）患者晕针

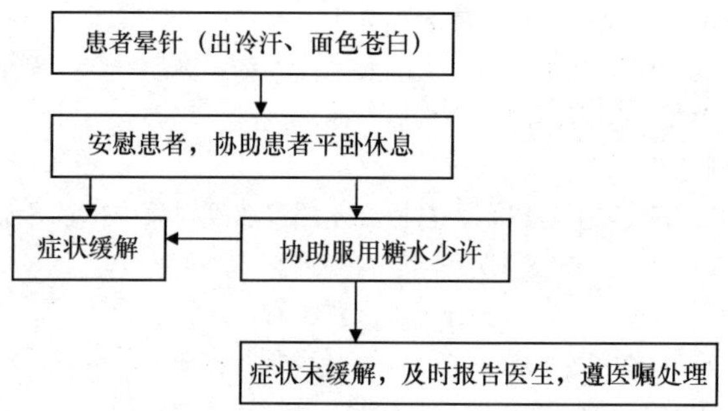

（二）采血量不够

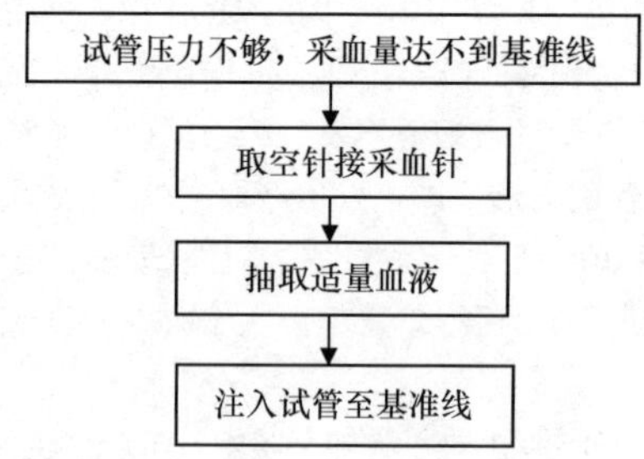

（三）穿刺失败

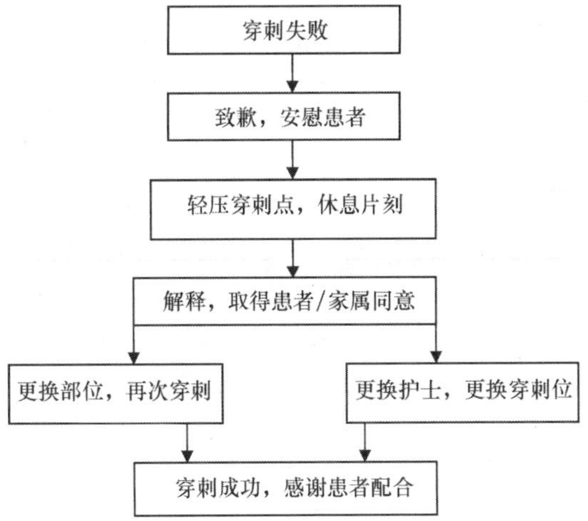

（四）病区未接收到检验报告单

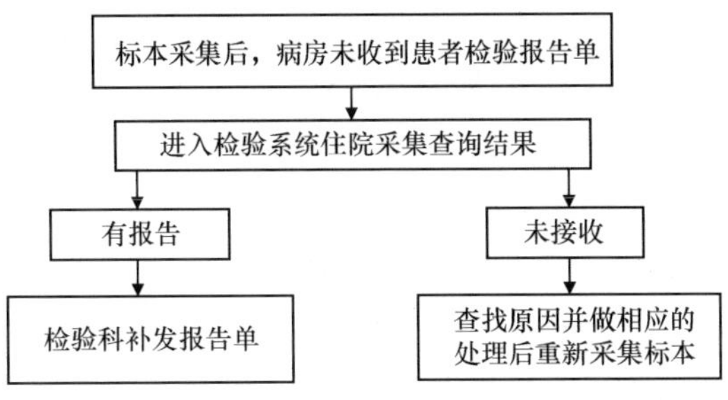

（郝　岚）

第四节　围手术期管理预案及处理流程

一、围术期管理预案

（一）术前管理预案

1. 做好术前护理评估　包括生命体征、营养状况、手术耐受力、心理状态、睡眠情况、家庭支持、治疗依从性等。

2. 饮食护理　根据医嘱、手术要求给予饮食。

3. 协助完成术前检查　心电图、胸片、B超、血液检查及特殊CT、MRI、造影、活检等。

4. 执行术前医嘱　纠正患者营养不良、改善机体功能，肠道准备、呼吸道准备、皮试操作等。

5. 术前健康指导　包括术前准备的目的、注意事项、各种检查、治疗的配合、麻醉的配合、禁烟指导等。

6. 术前访视　术前一天，手术室护士配合医生完成大手术患者的术前访视，做好心理护理，告知术中配合的注意事项。

7. 做好手术日晨的准备工作。

（1）完成手术前准备：备皮、禁食，根据医嘱留置胃管、导尿管等。取下义齿、手表及各种饰物，不要化妆。遵医嘱术前用药。

（2）准备术中用药及病历、X 线片、CT 片、MRI 片等，与手术室接送人员进行认真核对与交接，填写《手术患者交接核查表》。

（3）手术室接送人员根据手术排班表、手术通知单将患者接至手术室，并进行认真核对，以防接错患者。

8. 手术日晨的护理　观察生命体征、备皮、准备物品、手术交接、留置静脉针。

9. 心理护理　安抚患者，解除患者紧张心理，使患者及家属积极应对手术。

（二）术中管理预案

1. 迎接患者入室，做好心理护理。

2. 患者入手术室后洗手，巡回护士共同核对病历、手术通知单、手术患者交接核查表、腕带、反问患者姓名。

3. 巡回护士、麻醉医生、手术医生在摆放体位前、消毒铺单前、施行手术前分别根据病历、手术通知单、影像资料，核对患者姓名、性别、诊断、手术名称、手术部位。

4. 安抚患者并配合安置体位。

5. 准备物品、药品、器械，配合消毒和麻醉。

6. 调节室温，注意保暖。

7. 配合医生进行手术，手术完毕做好敷料、器械、标本等的核对与清点，并做好记录。

8. 护送患者回病房，书面交接患者的所有信息、术中情况、引流管、皮肤及携带的用物等。

（三）术后管理预案

1. 安置患者，填写手术护理记录单。

2. 配合麻醉师做好复苏护理，客观填写《手术患者交接核查表》，按照《手术患者安全转运交接程序》将术后患者安全转运至病房。

3. 病房按需备好麻醉床，根据患者情况床边备吸引器、氧气、监护仪等，安置患者，衔接监护仪及引流管，监测生命体征，保持引流管通畅。

4. 病房护士与手术室护送人员进行床边交接并记录。

5. 了解手术方式和麻醉类型，术中出血、输血、补液量及留置引流管的情况等，以判断手术创伤大小及对机体的影响。

6. 饮食护理：按康复进程给予饮食。

7. 按麻醉术后护理常规护理。

8. 按专科护理常规进行病情和并发症的观察及护理。

9. 执行术后医嘱，观察用药及不良反应。

10. 手术切口护理：观察切口及周围皮肤情况，切口包扎适当，敷料在位清洁干燥。

11. 术后不适的护理：及时观察、处理切口疼痛、发热、恶心、呕吐、腹胀、尿潴留等。

12. 预防术后并发症。

13. 心理护理：加强巡视，明确患者的心理状态，给予积极的支持和鼓励，促进康复。

14. 健康教育：指导患者活动与休息、康复锻炼、饮食与营养、用药指导、切口处理、复诊等注意事项。

二、围术期患者的处理流程

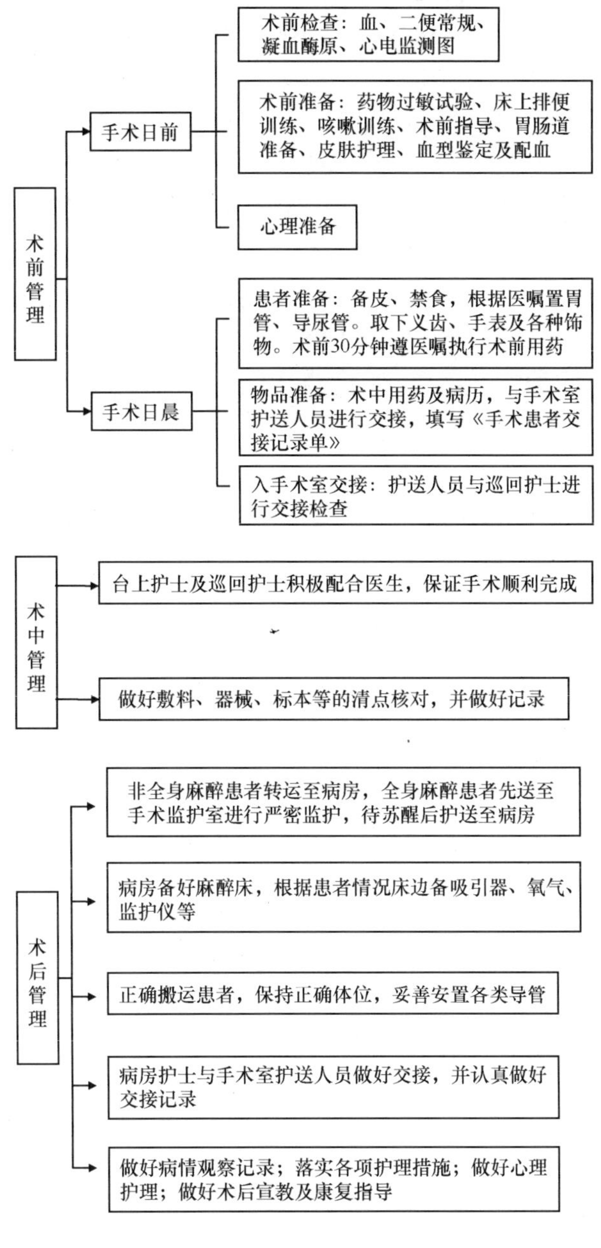

（张　娟）

第五节　病区环境安全管理流程

一、病区环境安全管理制度

1. 病区安全管理有专人负责，定期组织检查，发现事故隐患按程序及时报告，制定措施，实施改进。护士长为科室护理安全管理的责任人。

2. 严格执行各项规章制度及医疗护理操作规程，确保病区护理工作正常进行。

3. 严格执行交接班制度、查对制度、分级护理制度，及时巡视病房，认真观察病情变化，有情况及时报告医生处理并做好护理记录。对于有异常心理状况的患者要加强监护及交接班，防止意外事故的发生。

4. 病区通道通畅、清洁，禁止堆放各类物品、仪器设备等，保证患者通行安全。加强科室水、电管理，不漏水、不漏电，发现有损坏及时报告设备科维修。工作场所及病房内严禁患者使用非医院配置的各种电炉、电磁炉、电饭锅等电器，确保安全用电。

5. 做好安全防盗及消防工作，加强陪护和探视人员的管理，发现有可疑人员立即报告保卫科。定期检查消防器材的有效期，保持备用状态，确保消防通道畅通。

6. 制订并落实突发事件的应急处理预案和危重患者抢救护理预案，并细化流程。

7. 制定并落实护理人员的职业暴露制度。

二、病区环境安全管理处理流程

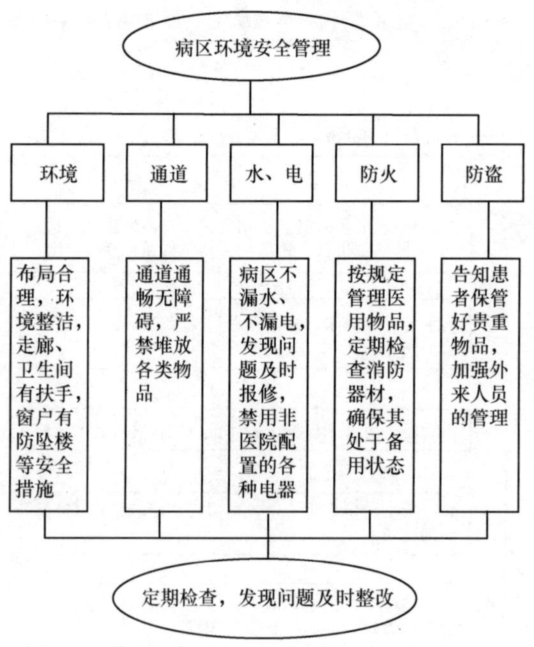

（陈凤平）

第八章　护理风险防范预案及处理流程

第一节　导 管 滑 脱

一、导管安全管理制度

1. 导管按风险程度分为高危、中危、低危三类[①]，均应做好安全教育，使用双固定法妥善固定。

2. 按照导管风险及时评估，在护理文书相应位置准确记录导管信息。认真评估患者是否存在管路滑脱危险因素。如存在危险因素，要及时制订防范计划与措施，列为交接班对象。评估内容：留置时间、部位、深度、是否通畅、局部情况、护理措施、安全教育等。

3. 动态评估，了解患者的心理、意识及精神状况，躁动患者与医生积极沟通，必要时适当使用镇静剂或与家属沟通使用约束用品[②]。

4. 控制疼痛，使疼痛评分小于3分，最大限度地减少由于疼痛带来不适造成的拔管、脱管[②]。

5. 发生导管意外滑脱、拔除时均须如实及时记录，同时填写管道滑脱报告登记表，24小时内上报护理部。

二、导管滑脱防范预案

1. 建立科室导管滑脱评估工作制度，对导管实施评估与监控。

2. 重点关注下列患者：神志不清、烦躁不安及不配合治疗和护理的患者；导管缺乏有效固定方式的患者；需要频繁实施床旁各项治疗护理操作的患者；汗液量较多，影响各类胶布固定的患者；有轻生倾向的患者。

3. 对存在导管滑脱风险的患者，各班次定时观察评估，严格床旁交接班，床头悬挂“防脱管”标志。

4. 履行健康教育职责，对患者及家属进行风险告知与防范方法教育，提高患者的重视程度。

5. 护士长要对高风险患者的防范措施进行检查与评估，确保各项工作的落实与实施。

6. 一旦患者出现导管滑脱，立即报告医生，紧急进行妥善处理，禁止将导管送回。

7. 对患者情况进行初步判断，情况严重者，立即准备急救药品和器材，就地配合医生给予处置；情况平稳者，要对其进行安抚，严密观察病情变化。

8. 根据患者情况进行进一步检查与治疗。

9. 认真记录患者导管滑脱经过及救治与护理过程。

10. 严密观察病情，床旁交接班。

11. 填写管道滑脱报告登记表，24小时内上报护理部。

12. 组织护士分析原因，制定整改措施。

三、导管滑脱处置流程

1. 快速反应：对高危导管如测压、引流、输液类导管快速反应及处理，用无菌辅料或纱布按压或捏紧皮肤，防止血液流出或空气进入。通气类导管要评估患者状况是否需要继续留置，如需留置，评估导管滑脱长度、是否能进行复位，如不能复位，立即通知相关人员在患者或家属知情同意的情况下进行重置。

2. 报告医生，配合处理。

3. 观察病情，做好记录。

4. 按级别上报，严重者填写事情经过。

5. 组织科室护理人员进行导管滑脱讨论会，共同讨论制定预防措施，避免类似事件再次发生。

四、患者静脉管路脱出应急预案

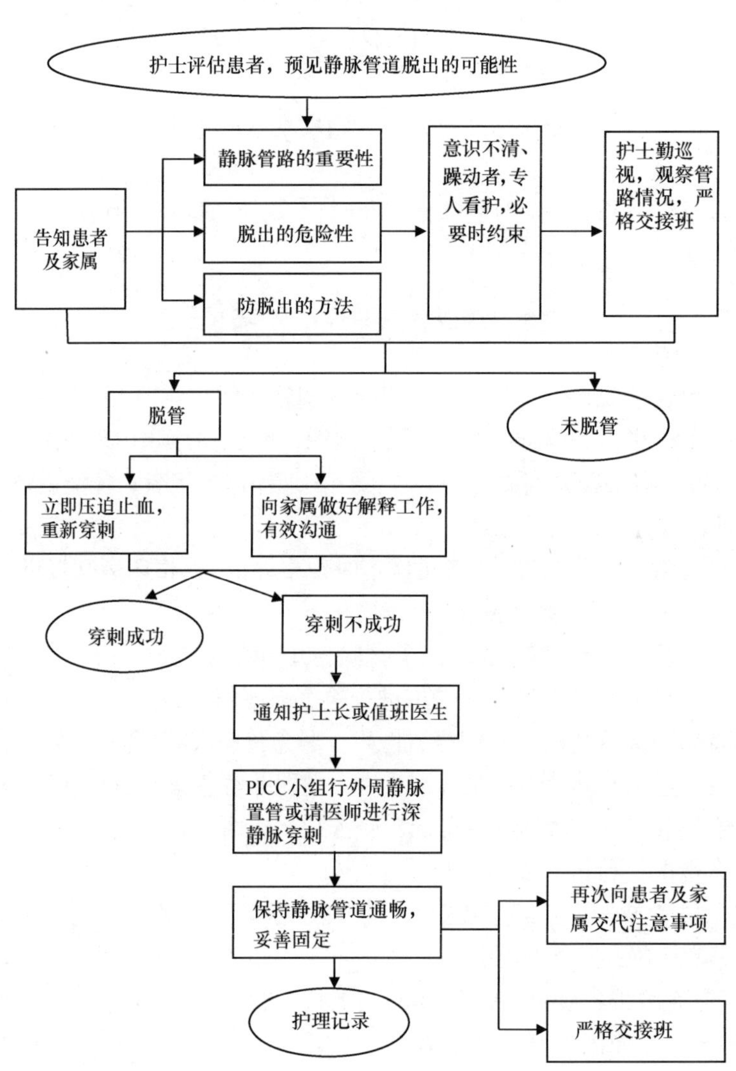

五、引流管脱出的应急预案

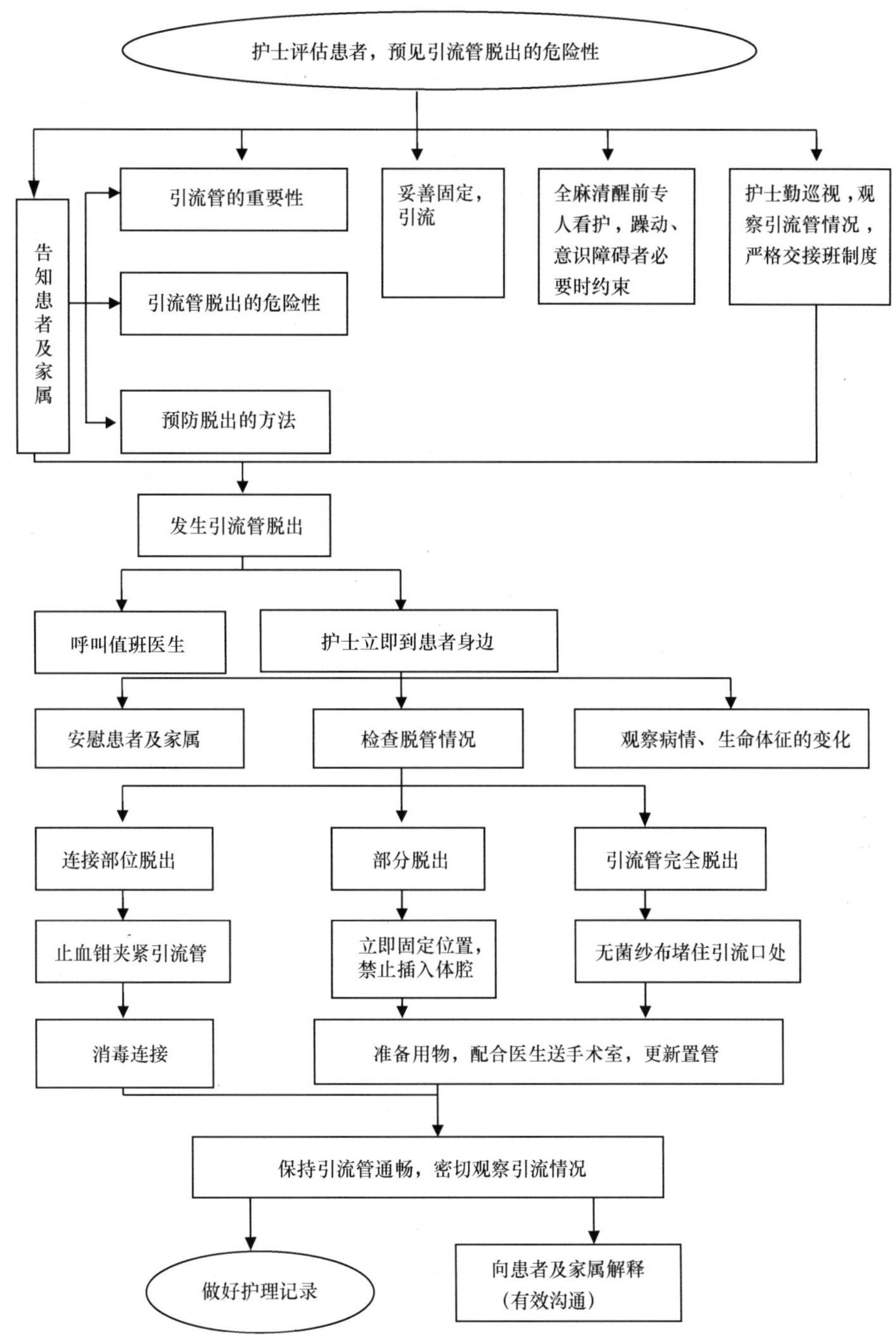

知 识 拓 展

①导管分类

a. 高危导管：（口/鼻）气管插管、气管切开套管、T 管、脑室外引流管、胸腔引流管、动脉留置针、吻合口以下的胃管（食管、胃、胰十二指肠切除术后）、鼻胆管、胰管、腰大池引流管、透析管、漂浮导管、心包引流管、鼻肠管、前列腺及尿道术后的导尿管。

b. 中危导管：三腔二囊管、各类造瘘管、腹腔引流管、深静脉置管、PICC 等。

c. 低危导管：导尿管、普通氧气管、普通胃管、浅静脉留置针。

②刘云. 2014. 医院护理管理制度与岗位职责[M].南京：东南大学出版社，21.

（赵陈英）

第二节　跌倒/坠床

一、防跌倒/坠床安全管理制度

1. 加强安全意识，做好患者评估，及时发现可能致患者跌倒/坠床的高危因素[①]。

2. 对于有跌倒/坠床危险的高危患者[②]，护士应对患者或家属进行安全教育，采取相应的防范措施，并逐级上报和持续监控。

3. 加强病情观察及预防跌倒/坠床措施的落实，并详细记录。

4. 对已发生坠床/跌倒事件的各护理单元，护士长及时逐级上报，向护理部汇报备案，分析原因，制定整改措施。

二、住院患者跌倒/坠床防范措施[③]

1. 对新入院、转入的患者，护士应进行跌倒/坠床评估，经评估确认为跌倒/坠床高危人群者，应告知患者或家属并签字，做好护理记录，并落实安全防范措施。在住院期间，应根据患者用药情况及病情变化进行动态评估。

2. 对有跌倒/坠床危险因素的患者，要主动告知跌倒/坠床危险，使用警示标志（床头挂跌倒警示牌）、口头提醒防跌倒“十知”、搀扶或请人帮助、使用床档等，必要时使用保护性约束带并履行告知制度。

3. 加强对跌倒/坠床高危人群的重点防范

（1）持续跟踪，护士长及总护士长定期督导防范措施的落实情况。

（2）落实各项安全防范措施。床头挂跌倒警示牌，床两侧置床栏，必要时使用保护性约束工具。

（3）护士加强巡视，检查安全防范措施的落实情况，并每班床边交接班。

4. 为患者提供安全的休养环境。保持病室、浴室内灯光明亮及地面干燥，病室床旁走道障碍清除。病床刹车固定，将床调至适宜的高度。将床头柜、垃圾袋、便盆、尿壶及生活用品置于患者伸手可及之处。病房走廊内地面擦拭未干时应立警示牌。

5. 加强对患者及家属的宣教

（1）有陪护者应随时陪伴患者，若暂时离开病房，需告知责任护士，夜间陪护床应紧靠病床。

（2）患者步行活动时应穿防滑鞋，鞋子大小合适，慎穿拖鞋。不穿长短不合适的衣裤，以免绊倒。

（3）指导患者正确使用呼叫铃、上下床、床上使用便盆的方法。患者移位时应注意轮椅固定。

（4）预防跌倒的宣教，指导患者及家属掌握防范相关知识。

1）当患者服用安眠药或感头晕、血压不稳时，下床前应先坐在床缘，再由医护人员或家属缓慢扶下床。

2）当患者需要任何帮助而无家属在旁边时，应立即按铃呼叫护理人员。

3）若发现地面有水渍，应告诉工作人员，并告知患者避免在有水渍处行走，以防不慎跌倒。

4）将病房内的生活物品尽量收于柜内，以保持走道宽敞。

5）护士已将床栏拉起时，患者若需下床应先通知护士将床栏放下来，切勿自行翻越床栏。

6）当患者有躁动不安、意识不清时，应将床栏拉起，并予以约束保护。

7）病房夜间打开地灯。

8）告知患者使用卫生间时，如有紧急情况，请按呼叫铃告知护士。

三、住院患者跌倒/坠床应急预案③

1. 当患者突然发生跌倒/坠床时，护士应立即到患者身边，检查患者摔伤情况。通知值班医生及护士长，迅速评估患者全身情况及受伤部位、受伤程度等，必要时遵医嘱行 X 线片、头颅 CT 等检查。

2. 正确搬运患者至病床

（1）对疑有骨折或肌肉、软组织损伤的患者，应根据受伤的部位和伤情采取相应的搬运方法将其抬至病床。

（2）对于头部受伤，出现意识障碍等危及生命的患者，应立即将其轻抬至病床，注意生命体征的观察情况，迅速采取相应的急救措施。

（3）受伤程度较轻的患者，可搀扶或用轮椅将其送回病床，并嘱其卧床休息。

3. 立即测量血压、脉搏、呼吸等，密切观察病情变化。根据患者病情协助医生做进一步的检查治疗。

4. 对于皮肤出现瘀痕者进行局部冷敷，皮肤擦伤渗血者给予消毒包扎，出血较多或有伤口者由医生酌情进行伤口清创缝合。创面较大、伤口较深者遵医嘱注射破伤风抗毒素。

5. 加强巡视，及时观察病情变化及采取救治措施后的效果，直到病情稳定。准确、及时书写护理记录，认真交接班。

6. 向患者/家属做好解释、安抚工作，了解当时跌倒/坠床的情况，分析和去除发生跌倒/坠床的相关因素。加强对患者的宣教指导，使其提高自我防范意识，尽可能避免类似事件再次发生。

7. 按程序及时如实地向护理部汇报。

四、患者跌倒/坠床处理流程

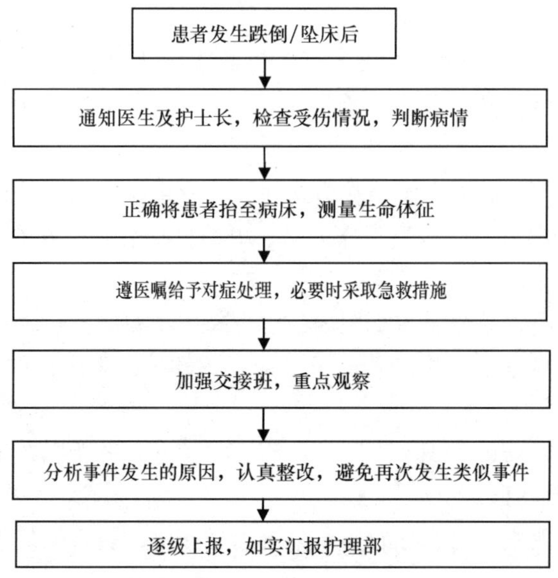

知 识 拓 展

①患者跌倒、坠床的高危因素

a. 意识不清、躁动不安、精神异常、肢体活动受限、视觉障碍患者。

b. 体质虚弱、需搀扶行走或坐轮椅的患者；生活不能完全自理且无专人看护的患者；年老和婴幼儿无约束或无效约束患者。

c. 服用特殊药物者，近期有跌倒史（1 周内）者，以晕厥、黑矇为主要症状者，经常发生直立性低血压者。

d. 病室地面潮湿或有积水而未设防滑标志等。

e. 患者穿的鞋鞋底易滑跌等。

②跌倒/坠床高危患者：儿童、老年患者、残障患者、行动不便者、孕妇。

③刘云. 2014. 医院护理管理制度与岗位职责[M].南京：东南大学出版社，21.

（彭山玲）

第三节 压 疮

一、预防压疮管理制度

1. 定期对患者进行压疮危险因素评估并记录。
2. 积极消除压疮诱发因素，每班落实防范措施，并对皮肤情况严格交接班。
3. 加强对患者及陪护人员进行压疮发生机制、预防、护理等知识宣教。
4. 认真进行患者皮肤评估，第一时间提供相应的预防或护理方案。

5. 对于存在难免压疮[①]风险的患者，责任护士填写难免压疮风险告知书，经科室伤口组成员确认，制定相应的预防护理措施并上报总护士长，发生难免压疮时，填写难免压疮报告单，纸质版经护士长审核后上报护理部，电子版上报压疮组组长。

6. 对于入院前已有或科室内发生的压疮患者，责任护士负责填写压疮报告单，经科室护士长和压疮组成员共同审核后上报护理部，并同时填写伤口动态记录单，严格按相关要求记录。对于复杂性压疮伤口，可填写伤口会诊单，由伤口治疗师给予相关处理意见。

二、压疮预防与上报处置

（一）压疮的预防

1. 危险因素评估和实践

（1）存在发生压疮的高危人群，对其活动能力、移动能力、皮肤湿度、皮肤感受力、营养状况等进行全面的评估。

（2）考虑个体发生压疮的危险因素，如高龄、低蛋白、低血压、糖尿病、严重水肿和恶病质等。考虑个体发生压疮危险的潜在影响因素，如局部皮肤受摩擦力和剪切力、皮肤感知觉、长期卧床等。

（3）入院时进行一次系统性的皮肤评估，并根据患者的评分等级确定评估频率。若患者有任何病情改变还应该重新评估，并制定相应的预防诊疗措施。

2. 皮肤评估

（1）定期检查皮肤有无发红的迹象，以识别压疮发生的危险。

（2）皮肤检查，关注局部皮温、血液循环，是否存在水肿或硬结等情况，特别是深色皮肤人群。

（3）耐心倾听患者主诉，关注皮肤受压区域，警惕发生压力性损伤。

3. 皮肤护理

（1）对已发生压红的皮肤要加强预防措施，积极干预，避免皮肤进一步损伤。

（2）对有压红的皮肤禁止按摩，充分减压，30 分钟后观察压红处皮肤血运。

（3）避免拖、拉、拽等动作，以免造成皮肤不必要的摩擦力和剪切力。

（4）在干燥的皮肤上使用保湿的润肤剂来降低皮肤损害的风险。

（5）对较潮湿的皮肤，预防性应用皮肤保护膜，保持皮肤清洁干燥。

（6）对受压处皮肤定时减压，做好相应的保护措施。

4. 营养与压疮预防

（1）由于营养不良是导致压疮发生可逆的危险因素，故早期发现和处理营养不良是非常重要的。

（2）遵循营养管理的循环周期，为每个处于营养风险或压疮风险的患者提供营养支持。

5. 变换体位与压疮预防

（1）变换体位：所有压疮高危人群应采用变换体位的预防措施。

（2）变换体位的频率：受个体差异和所使用支持面的影响。

（3）变换体位技术：需要考虑个体的舒适度、尊严和活动能力。

（4）坐位患者的变化体位：使患者的体位有足够的活动空间。

（5）变换体位的记录：记录变换体位措施，详细说明翻身的频率和所采取的体位，包括进行体位变换后的效果评价。

（6）变换体位的教育和培训：对参与照护压疮高危人群的所有人员进行变换体位在压疮预防中的作用教育。

6. 体表支持面

（1）预防压疮中床垫和床的使用：所有压疮高危人群建议使用高规格的泡沫床垫，而不是普通的医院泡沫床垫。高规格的泡沫床垫在预防压疮方面比标准的医院泡沫床垫更加有效。在可能的情况下，对所有压疮高危人群应持续翻身和变换体位。

（2）使用支持面来防止足跟压疮：确保足跟不接触床面，足跟保护设备应把足跟完全悬空，以这种方式把重量分散在腿部腓肠肌，而不是把压力集中在跟腱上。膝盖应轻微弯曲，膝关节过伸可能会导致腘静脉阻塞，这可能容易导致深静脉血栓的形成；小腿下垫一小枕头，使脚后跟升高。定时检查足跟部位的皮肤。

（3）当坐位时使用支持面以防止压疮：由于活动能力下降，对于需要坐在轮椅上的压疮高危人群，需要使用能使压力重新分布的弹性坐垫，限制个体坐在没有减压的椅子上的时间；对脊髓损伤的个体给予特别的关注。

（4）在压疮预防中应用其他的支持面：避免使用合成羊皮垫或甜甜圈型设备和冲水手套，使用泡沫敷料有助于预防压疮的发生。

7. 健康教育　向患者及家属强调压疮预防的重要性，介绍预防压疮发生机制及治疗护理的相关知识，强调经常改变体位、检查皮肤、保持皮肤清洁、加强营养和活动的重要性，使患者及家属能积极配合护理。

（二）压疮的上报与处置

1. 由院外带入或院内发生压疮的患者，由责任护士按压疮诊疗规范进行伤口处理并填写压疮报告表。压疮报告表纸质版于 48 小时内上报护理部，电子版 24 小时内以邮件形式上报压疮组组长。

2. 科室压疮组成员 48 小时内到床边查看患者压疮处置情况，与责任护士共同优化压疮伤口处置方案。

3. 护士长与科室压疮组成员共同根据实际压疮情况判断是否申请伤口会诊，若需要会诊，则需要填写伤口会诊单。

4. 科室压疮组成员负责监控科室压疮伤口处理与转归。患者出院时需将皮肤转归情况填写于压疮统计表（电子版）相应栏内，并于每月 28 日以邮件的形式上报各系统总护士长。

三、压疮报告流程

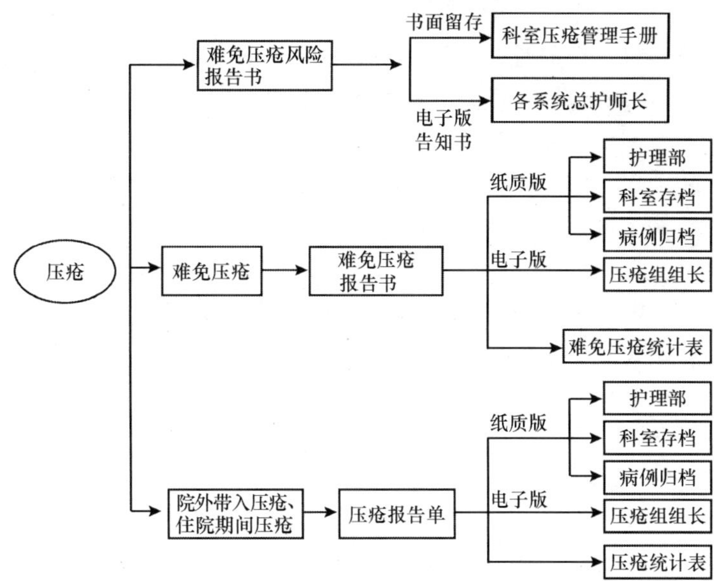

知 识 拓 展

①难免压疮：指尽管医护人员及时采取了恰当的诊疗措施，患者依然发生了的压力性损伤。

（林瑞娇）

第四节　烫　　伤

一、住院患者烫伤防范措施

1. 护理人员对住院患者及家属做好预防烫伤知识的宣教，减少烫伤事件的发生，确保患者安全。

2. 高龄及行动不便的患者必须有家属陪伴。

3. 住院期间应注意水的温度，在冷、热水管旁贴上明显的警示标志，谨防热水烫伤。

4. 告知家属及陪伴，婴幼儿、麻醉手术后肢体痛觉未恢复的患者、下肢动脉硬化闭塞症（arteriosclerosis obliterana，ASO）患者、休克患者、脑血管意外偏瘫患者严格控制使用热水袋。

5. 防止医源性烫伤，在理疗（艾条灸、拔火罐、电疗、光疗等治疗）和使用高频电刀时应注意严格遵守操作规范，防止意外烫伤。

6. 注意管理周围环境，如热水瓶应摆放在安全、稳妥的地方，不易撞到或儿童触摸到，预防意外烫伤。

7. 严格交接班，交班时注意查看患者的皮肤情况。

8. 护士值班时应加强巡视，对于怕冷的患者应及时为其添加棉被，调节空调温度，避免使用热水袋，防止烫伤。

二、住院患者烫伤应急预案

1. 发现患者烫伤时，立即脱离热源，用水冷却烫伤，脱去衣物，保护创面皮肤。
2. 通知经管医生和护士长，夜间通知值班医生并按级报告。
3. 评估患者的烫伤面积和深度。
4. 对于大面积烫伤，请专科会诊，遵医嘱对症处理，做好隔离，预防感染。
5. 对于轻度烫伤，注射器抽出大水疱内液，碘伏消毒，换药。
6. 安抚患者。
7. 记录患者发生烫伤的原因，应由护士长或责任护士填写《护理不良事件上报表》并上报护理部。患者发生较严重伤害或引起纠纷时应立即上报护理部。

三、住院患者烫伤处理流程

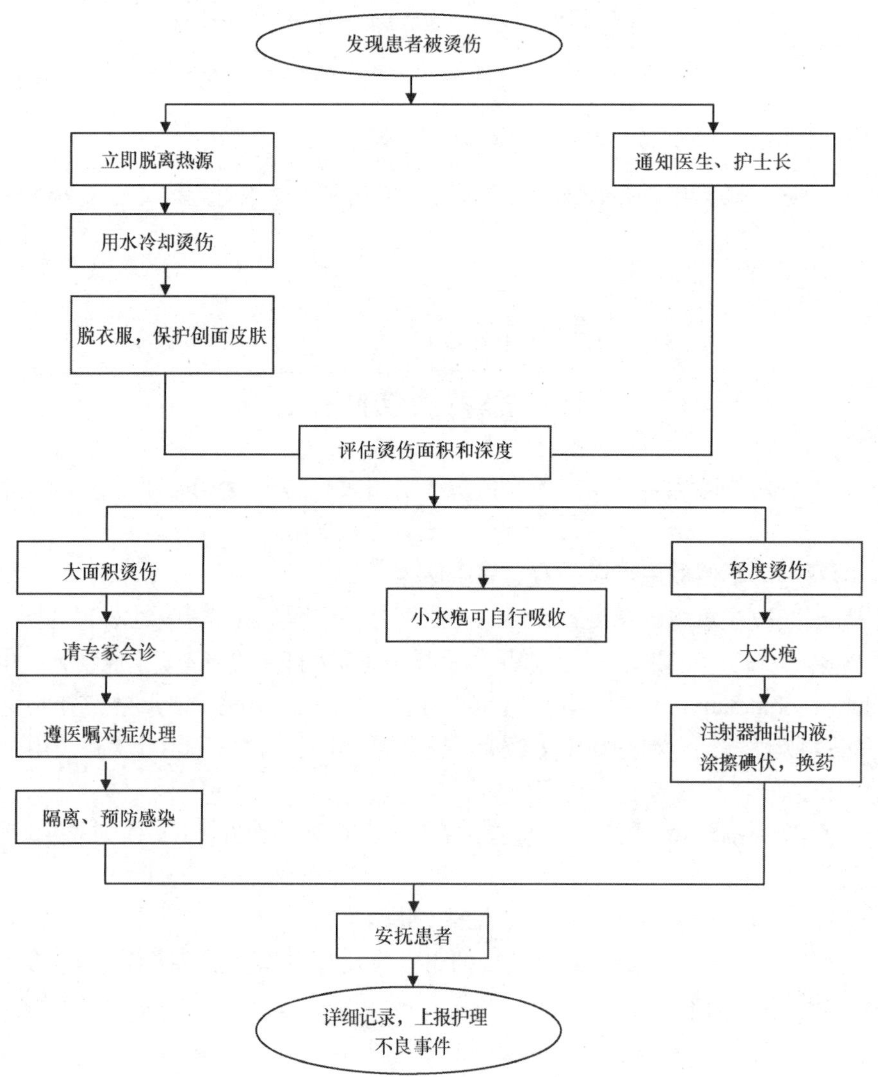

第五节 走 失

一、住院患者走失防范措施

1. 护士在为患者办理入院手续时，做好走失风险评估及病区环境介绍，严格执行请销假制度。

2. 将儿童（14 岁以下）患者、不合作的特殊患者、定向力障碍患者、老年痴呆患者、精神异常患者、药物影响的患者等判断为走失高风险患者，须采取预防措施。

3. 新入院患者可预留联系电话及详细的家庭地址，对于走失高风险患者，试着拨打联系电话，以确保电话处于畅通状态。

4. 告知患者家属相关信息，要求家属 24 小时留陪。嘱患者戴腕带、穿病号服，以便识别。如有认知功能障碍，要求家属陪同并做好联系卡放置在患者口袋。

5. 告诉患者不要随意离开病区，如有急事外出一定要家属陪同，说明缘由并办理相关手续。

6. 交接班时认真核实患者是否在病房。值班时加强巡视，注意观察患者是否在病房。

7. 针对患者的具体情况，采取个性化的预防措施，并在护理记录单上记录。

8. 一旦发现患者走失，立即启动患者走失应急预案。

二、住院患者走失应急预案

1. 由领导小组组长负责指挥、决策、调度，各部门协助并及时向组长汇报进展。
2. 发现患者外出后，向同室病友了解去向。
3. 立即与患者家属或单位取得联系，查询患者下落。
4. 如患者下落不明，逐级上报；夜间或节假日期间报告医院总值班室。
5. 查看监控，确定患者离科和离院时间。
6. 协助家属进行查找。如 24 小时内患者下落仍不明确，再次向相关部门反映，报警。
7. 与家属清点患者用物，并登记、双方签名。
8. 认真分析总结，记录发现患者走失的时间及经过。

三、住院患者走失处理流程

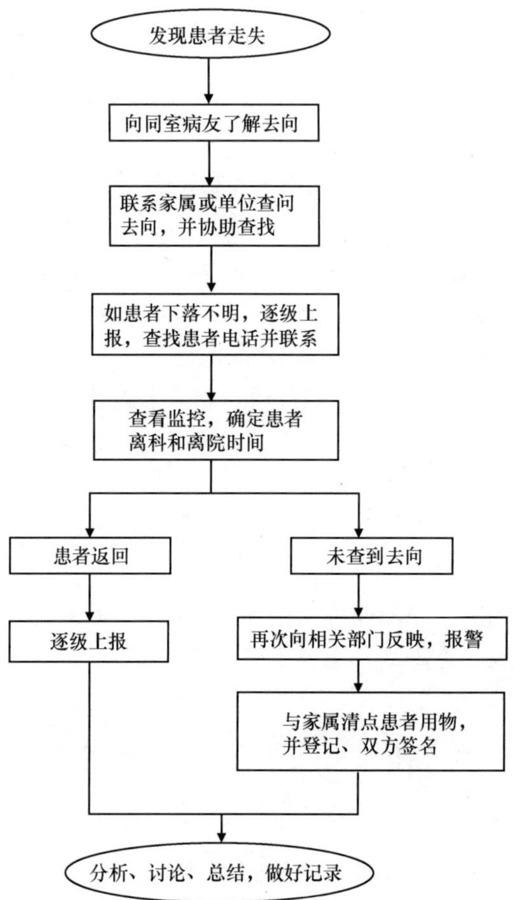

（彭山玲）

第九章　护理意外事件应急预案及处理流程

第一节　停　　水

一、应急预案

1. 接到停水通知后，做好停水准备。

（1）告诉患者停水时间，给患者备好生活用水和饮用水。

（2）病房热水炉烧好热水备用，同时尽可能多地准备生活用水。

2. 突然停水时，白天与维修科联系，夜间与院总值班室联系，汇报停水情况，查询原因，及时维修。

3. 加强巡视，随时解决患者的用水需求。

二、处理流程

停水或突然停水

接到停水通知后 → 烧好开水备用，尽可能多地准备生活用水 → 通知患者停水时间，协助患者备好饮用水

突然停水时 → 及时通知维修科，协助其查找停水原因，尽快维修 → 根据情况及时向有关领导汇报，夜间可与院总值班室联系

→ 加强巡视，解决好患者的用水问题

第二节　停　　电

一、应急预案

1. 接到停电通知后，立即做好停电准备。备好应急灯、手电等，有蓄电功能的仪器设备充好电备用，如有使用电动力机器时，需寻找替代方法。

2. 突然停电后，立即寻找非电运机器或手动运转的方法，维持抢救工作，并开启应急

灯照明等。

3. 使用呼吸机的患者，平时应在呼吸机旁备好简易呼吸器，以备突然停电之用，立即将呼吸机管道与患者分离，使用简易呼吸器辅助呼吸。

4. 立即与电工班联系，查询停电原因，及时开启应急发电系统，并尽早排除故障。

5. 加强病房巡视，安抚患者，注意维持病房秩序。

二、处理流程

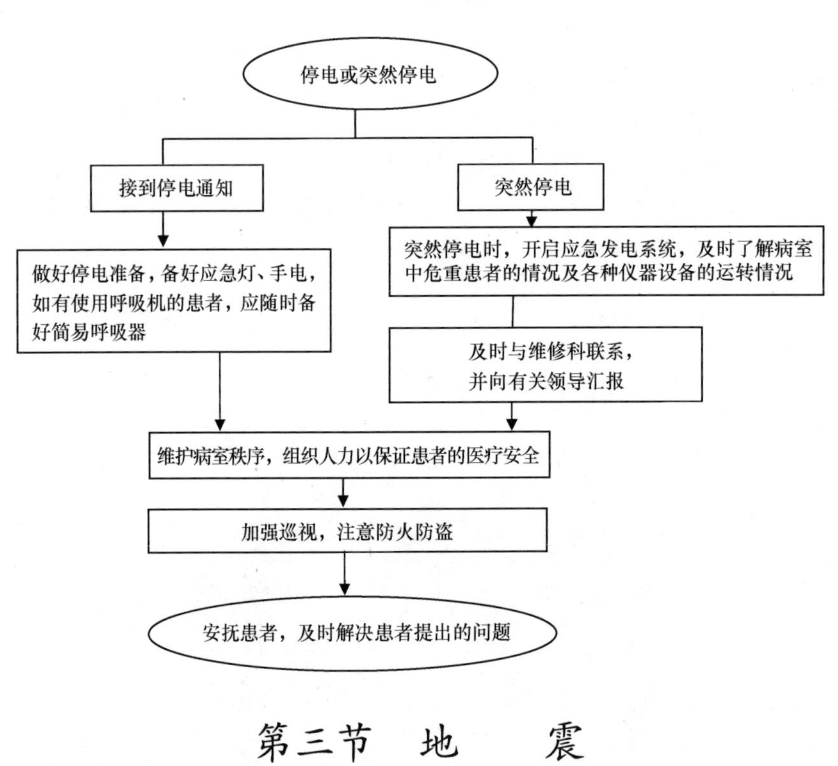

第三节　地　　震

一、应急预案

1. 地震来临时，护理人员应冷静面对，迅速切断电源、水源、气源，撤除易燃易爆物品。

2. 组织患者有序撤离，将患者疏散到空旷场地。

3. 如未能及时撤离，叮嘱在场人员寻找有支撑的地方蹲下或坐下，保护头颈、眼睛，捂住口鼻。

4. 守护在危重患者旁，随时观察病情变化。

5. 清点人数，安抚患者，减少患者的恐惧，及时将情况报告总指挥。

6. 配合救援人员的抢救工作，根据伤情轻、重、危重、死亡分类，分别用红、黄、蓝、黑伤病卡标记。

7. 余震可造成更大危害，注意防火、防盗、防疫。

8. 地震来临时分工

（1）日间

1）办公班护士负责打电话联系有关部门，并通知有关医生。

2）组长及组里护士指挥病员逃生。

3）总务护士负责安抚、撤离病员。

4）护士长为总指挥，护士长不在时总务为总指挥。

（2）非正常上班时间

1）一名护士打电话，通知有关医生，并配合安抚、撤离病员。

2）一名护士组织指挥病员逃生。

3）两名护士负责监护室重病员撤离。

二、处理流程

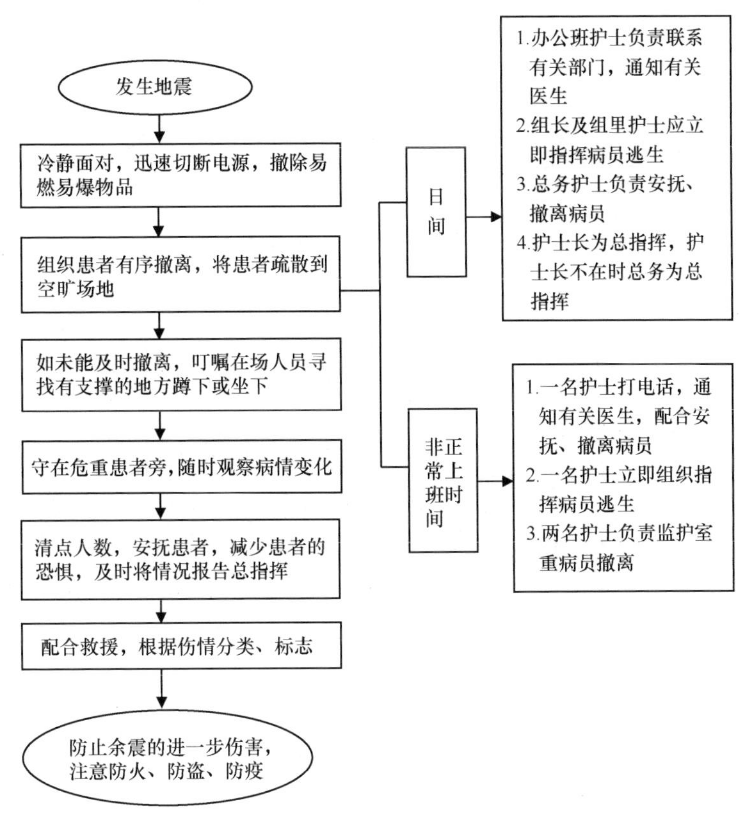

第四节 火 灾

一、应急预案

1. 发现火情后立即呼叫周围人员组织灭火，并报告保卫科及上级领导，夜间电话通知院总值班室。

2. 根据火势，使用现有的灭火器材组织人员积极扑救。

3. 若发现火情无法扑救，立即拨打 119 报警，并告知准确方位。

4. 关好邻近房间的门窗，以减慢火势扩散速度。

5. 将患者疏散到安全地带，稳定患者情绪，保证患者的生命安全。

6. 尽可能切断电源、撤出易燃易爆物品，并酌情抢救贵重仪器设备及重要科技资料。

7. 组织患者撤离时，勿乘坐电梯，宜走安全通道。叮嘱患者用湿毛巾捂住口鼻，尽可能以最低姿势或快速匍匐前进。

二、处理流程

发现火情

↓

冷静面对，立即呼叫周围人员。分别组织灭火并报告保卫科和上级领导，夜间报院总值班室

↓

火势较小时，组织人力应用病室内的消防器材和自来水积极灭火 / 火势猛烈时，立即拨打119报警，并告知准确方位

↓

关闭邻近火情房间的门窗，以减慢火势蔓延速度

↓

组织患者转移至安全地带 —— 组织患者转移时，勿乘坐电梯，走安全通道。叮嘱患者用湿毛巾捂住口鼻，尽可能以最低姿势或快速匍匐前进

↓

尽可能切断电源，撤出易燃易爆物品、贵重仪器设备及有价值的科学资料

↓

安抚患者，观察病情

第五节　台　风

一、应急预案

1. 接到台风预警后，临床各科室由护士长和当班护士及时检查病区内门窗是否完好，如有异常，立即通知有关人员维修。撤除窗外悬挂物或窗台可移动物品。

2. 立即预告住院患者及陪护人员，同时宣传防台风的知识及台风造成的危害。

3. 做好停电的应急准备，检查各设备是否有足够的储备电，如有停电，立即启用停电应急预案。

4. 针对科室重点部位加强防范，药品、仪器、设备或其他贵重物品应垫高或尽量搬离低洼处，避免雨水浸泡。

5. 台风来临时，各班人员应配备充足、坚守岗位，关好所有门窗，并加强病房巡视，安抚患者。及时处理地面积水，以防患者跌倒。

6. 如有门窗损坏，应及时将患者转移到安全地带，并通知有关人员维修。

7. 值班人员下班后，为防止途中意外，要求留宿值班室。

二、处理流程

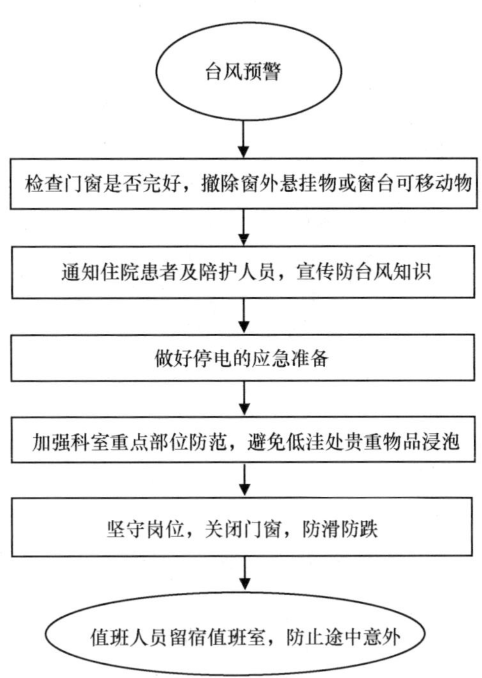

（彭山玲）

第十章　护理教学、科研培训管理制度

第一节　护理教育培训管理制度

1. 护理教育培训管理工作在护理部领导下开展，确保全院护理人员的岗前培训、规范化培训、在职及护理学继续教育和临床护理教学工作的实施。

2. 护理教育培训管理体系由三级架构（护理部、系统、病区）组成。护理部设有专职助理人员负责，护理培训中心具体制订培训计划并实施，护理教学质量管理小组进行质量控制及各科室教学计划检查。

3. 每年分层次制订护理教育培训管理工作计划，结合医院护理人员的知识结构，以多渠道、多层次、多形式开展理论授课和技术操作培训。

4. 建立护理教学质量考核标准，定期与不定期组织全院护理人员进行分级技能操作考核，对存在的问题及时反馈，提出整改措施并跟踪整改效果。

5. 年终对护理教学工作进行绩效考评，并对各科室护理教学计划的落实情况进行考评。

6. 每年对护理教育培训管理工作计划的实施与落实情况做出总结，根据实际情况制订来年护理教育培训计划。

第二节　护理人员分级培训制度

一、总 体 要 求

1. 全院护士业务学习，每月 1 次。内容包括护理及相关学科的新理论、新知识、新技术、护理安全事件分析讲评、院内感染控制、法律法规等；主要课程设置包括基础知识、专科知识和人文知识。

2. 全院护理大查房，每季度 1 次。内容为临床护理疑难病例或对护理工作有指导意义的护理经验或先进的护理新技术等。

3. 定期组织短期专题培训班，如专科护理、护理科研、护理教学、急救护理、护理管理等。

4. 定期组织各专业学组如伤口护理组、气道管理组、静脉治疗组、肿瘤护理组、老年护理组、护理教学组等活动。

5. 组织参加全军远程“继续教育讲座”。

6. 选派护士参加军内外举办的各种学习班和专题讲座。

7. 选派护士骨干参加国内外进修学习。

8. 每年对全院护士分别进行专业知识的理论和护理操作考核。

9. 鼓励护士参加高等护理自学考试等学习。

10. 定期组织护理科研研讨会，进行护理科研的相关培训和交流，积极组织护士撰写护理论文，参加全国或省级护理论文交流，每年举行一次全院优秀护理论文评比和护理论文报告活动。

11. 外院调入护士在科室内岗前教育培训后，按相应的护龄和职称要求进行培训。

二、分级培训

护理部和人力资源部根据不同年资、不同技术职称和岗位，将全院护士分为新护士（N0）、一级护士（N1）、二级护士（N2）、三级护士（N3）、四级护士（N4）5个级别，全体护士培训按此分级，进行分层在职培训。

（一）新护士（N0）

1. 定级标准　即预一级护士，入院工作一年以内（包括岗前培训、试用期和一年内培养期）。

2. 评价目标　毕业后一年内必须通过护士执业考试，达到一级护士要求（基本掌握“三基”技能，能够正确执行医嘱和护理技术操作规程，配合做好危重病人的抢救工作）。

3. 新护士岗前培训实施　新护士培训从入院到定一级护士分为3个阶段：岗前培训阶段（包括岗前集中培训和科内岗前培训）、试用期阶段和定级前培养阶段。①新来院护士必须经过岗前培训方可上岗；②护士上岗前参加医院统一的岗前培训，应知应会的公共内容由护理部负责；③岗前集中培训结束，护理部组织考核，合格者方可进入科室岗前培训。

（1）岗前集中培训

1）时间：7天（脱产）。

2）培训目标：以岗位适用教育为主，根据护理部要求重点做好“三基”、医德规范和服务理念培训。尽快转换角色，熟悉医院环境。了解医疗卫生相关政策、法规，了解医院的各种规章制度，医院工作特点，护理组织管理体制、工作流程、质量标准，护理实践规范及职业防护知识等，掌握护理管理核心制度及应急预案。

3）培训内容：①介绍医院院史、院容、院貌、院规和医院的工作流程、组织体系等；②组织学习《医疗事故处理条例》《护士条例》有关医疗市场规范和医院的各种规章制度及各自的岗位职责；③学习医务人员的基本行为规范并进行医德规范及护理理念的教育；④了解护理专业发展及护理职业道德和仪表行为规范教育、军政素质训练；⑤讲解如何做一名合格护士，学习在整体护理模式下进行护理健康教育、护患沟通技巧；⑥学习护理病历书写规范，了解护理质量控制标准及护理紧急风险预案；⑦ 学习院内感染、消毒隔离制度、措施及职业防护等护士应知应会的有关内容；⑧ 组织观看护理技术操作录像，练习规范护理技术操作。

4）培训方法：由护理部及相关科室进行业务授课，掌握相应的护理核心制度、护理应急预案；授课方法采用专题授课、观看录像、技术操作示范和练习、护士礼仪规范练习等形式进行。

5）评价：①认真参加学习并做好学习笔记，培训结束检查学习笔记并附上 1 篇培训小结（上交护理部）；②进行护理“三基”知识、护理操作技术摸底考试；③完成护士基本礼仪、行为规范、洗手等的考试；④以上评价合格方可进入下一阶段培训。

（2）各科上岗前培训

1）时间：3 个月。

2）培训目标：①熟悉病房基本组织结构和功能；②掌握本护理单元各班次工作流程、服务规范，专科仪器使用与保养、急救药及急救器材的使用与维护、与其他部门的沟通关系；③熟练掌握护理基本知识、基本护理技能和生活护理。

3）培训内容：①继续学习各项规章制度；②跟班学习明确病房基本组织结构和功能；③学习本护理单元各班次工作流程、服务规范；④学习专科仪器的使用与保养、急救药及急救器材的使用与维护；⑤学习与其他部门的沟通技巧。

4）培训方法：①专人带教带班；②理论授课：由各科室自行组织，内容应记录于培训手册记录表内。

5）评价：培训项目由科室及护理部抽样考核。试用 3 个月经护理部和人力资源部考核合格后方可签订合同，进入下一阶段培训。

（3）定级前培训

1）时间：试用期后至定级前。

2）培训目标：①巩固护理专业思想，理解护理的本质。培养良好的职业道德和爱岗敬业思想。②熟练掌握基本理论、基本知识及基本技能。掌握医院各项规章制度及所在科室的护理工作及专科疾病的观察及护理。一年内在指定指导老师(总带教老师)的指导下学习和工作。

3）培训内容：①学习“三基”(即基础理论、基本知识、基本技能)与临床实践相结合。②学习工作中的各项工作职责与程序，巩固现有的基础护理操作技术，学习专科护理理论与技能。

4）培训方法：由护理部及相关科室进行业务授课，掌握相应的护理核心制度、护理应急预案；授课方法采用专题授课、观看录像、技术操作示范和练习、护士礼仪规范练习等形式进行。具体措施包括：①护士长应结合护士的情况制订出具体培训计划；②定期在内科、外科、ICU 等主要科室轮转，科室指定专人负责教学，采取以老带新、晨会提问、床边教学、个人自学或组织护理查房等方式提高独立工作能力，每科轮转后进行出科考试；③总护士长、护士长定期组织召开新护士座谈会，了解其工作情况、有何困难，并对其工作进行评议；④以临床护理工作为主，可适当安排夜班工作；⑤参加医院及所在科室及护理组织的各项业务学习。

5）评价：①毕业 1 年内必须通过护士执业考试。②完成基础理论及操作、专科理论及操作、核心制度、应急预案的综合考试，不合格者不予续聘。③全年操作技能考核项目：科内考——晨间护理、床上擦浴、床上洗头、测量体温法、测量脉搏法、测量血压法、测量呼吸法、喂食、大小便护理、皮肤护理（翻身叩背）。培训中心考——无菌技术、静脉输液、肌内注射、青霉素过敏试验法、铺床法。④护士长或指导老师对每项基础操作进行严格考核，成绩登记于培训手册并签名。各科培训结束必须进行自我鉴定和出科综合技能考核。⑤参加护理部试用期考核、阶段考核、“三基”理论及基础操作考核，成绩达标。

（二）一级护士（N1）

1. 定级标准　工作一年以上，取得护士资格并注册，经护理部和人力资源部考核合格后审定。

2. 评价目标　毕业后3年内必须完成每年的规范化培训内容，经考核合格，达到二级护士要求（能够熟练掌握“三基”技能，运用护理程序对病人实施护理，做好病人及家属基本健康知识宣教，能够参与危重病人的抢救工作）。

（1）一级护士A

1）分级：为毕业后2～3年护士，定为一级护士后第1～2年。

2）培训目标：①参加护士规范化培训，掌握基本护理技术规范，熟悉专科护理基础理论、护理常规、病情观察要点及急救病例的急救技能；②掌握各专科治疗仪器如心电监护仪、除颤仪、起搏器、人工呼吸机的操作方法；③掌握各专科疾病的主要治疗药物的给药方法、常用剂量及毒性反应；④掌握简单的护理英语及医学英语词汇。

3）培训内容：①由护理部安排进行相关科室或片区内各病区培训学习，各科护士长做好计划落实及考核；②以病房护士工作为主，重点掌握专科疾病的病情观察、抢救配合和专科护理常规；③护士长有计划地安排护士学习专科护理技术操作项目和治疗仪器的操作护理方法；④实施整体护理，学习应用护理程序为病人解决问题，学习掌握护理文件书写规范；⑤鼓励参加高等护理自学考试。

4）培训方法：①由护理部及相关科室授课；②参与临床实践，实行科内轮转，具体安排由各系统计划，参与院、科、病区组织的业务学习、护理查房、病例讨论等活动。

5）评价：①参加护理部组织的理论、操作、综合技能等考核，由护士长将成绩记入培训手册，考核不合格者不予续聘；②一级护士第一年需完成护士操作技能考核项目：科内考——轴线翻身法、雾化吸入法、酒精擦浴、静脉留置针技术、微量泵的使用方法、静脉采血法、输血法；培训中心考——口腔护理、吸氧法、灌肠法、导尿法、鼻饲法、吸痰法、心电监护、心肺复苏。

（2）一级护士B

1）分级：为毕业后3~4年护士，定为一级护士后第2～3年。

2）培训目标：①继续完成护士规范化培训，熟练掌握基础护理和专科护理理论和技能，能够制订完整的护理计划，应用护理程序，为病人进行身心整体护理；②掌握在紧急状态下的抢救原则，熟练地配合抢救工作；③掌握教学技能，能较好地指导护生的临床实习和个案分析；④达到护师任职条件及护理大专院校毕业水平。

3）培训内容：①参与临床护理实践，注重实践工作经验的积累和学习；②参加院内外举办的各类学习班、讲座及学术交流活动；③参与临床带教及临床质量管理工作；④每年参加专科护理技术操作、急救技能如除颤仪的使用、临时起搏器的培训及考核；⑤每年写综述或个案护理1篇，由科室护士长审阅；⑥以自学为主，另有进修、专科培养、参加学术活动、外出专业进修、写读书报告等。

4）培训方法：①护理部可根据个人特长，使其固定于某科室工作，另外分期分批至

ICU、CCU 等科室轮转学习。也可结合工作需要，提供到外院短期脱产学习的机会；②参加本科及大专深造，鼓励自学成才。

5）评价：①完成专科理论及操作、核心制度、应急预案的综合考试，不合格者不予续聘；②一级护士第 2~3 年需完成护士操作技能考核项目：气管切开术后护理、胸腔闭式引流护理、呼吸机使用、心电图仪使用、起博器使用、除颤仪使用、PICC 维护、深静脉置管护理、血糖仪监测、洗胃技术。

（三）二级护士（N2）——护师

1. 定级标准　担任一级护士满 3 年，取得护师资格，经护理部和人力资源部考核合格后审定。

2. 评价目标　护师以上人员每年参加继续教育项目活动，经考核合格，达到三级护士要求（有熟练的抢救技能、教学带教和护患沟通能力，能够承担病房危重、疑难病人的临床护理及难度较大的护理技术操作）。

3. 培训目标　①掌握较坚实的基础医学理论和专科理论知识及熟练的护理技能；②熟悉对重危病人的观察方法，并掌握急救技能，能独立解决本专业疑难疾病的护理问题；③掌握本专业新知识、新技术，能运用护理理论、技术和护理程序对病人进行身心整体护理；④具有一定的护理管理、科研、预防保健及教学能力，达到护师的任职水平。

4. 培训内容　①参加危重病人抢救的配合工作，做好抢救记录，并不断总结抢救经验；②担任护生及进修护士的带教工作；③参加护理科研课题设计，每年写综述或个案护理 1 篇，由科室护士长审阅。

5. 培训方法　①自学、进修、专科培养，多以科内培训为主；②注重人才苗子的重点培养。

6. 评价　护理部考核评价：①定期组织“三基”理论及操作技能考试考核（80 分合格）；②定期组织专科理论及技能考试考核（80 分合格）；③定期安排工作质量考核；④撰写 1 篇护理个案；⑤定期进行教学能力及科研能力评估考核。

（四）三级护士（N3）——主管护师

1. 定级标准　担任二级护士满 3 年，取得主管护师资格，经护理部和人力资源部考核合格后审定。

2. 评价目标　主管护师每年参加更高级别的继续教育项目活动，经考核合格，达到四级护士要求（有较强的组织协调、护理管理和解决护理疑难问题的能力，有护理科研成果）。

3. 培训目标　①熟练掌握本专业扎实的基础理论和专业知识；②掌握国内本专业先进技术，并能在临床实践中应用，以提升解决本专业临床护理中疑难病的技能和带教、科研、管理能力为主。

4. 培训内容　①参与病区管理、教学工作，或成为护士长的助手。②参与护理科研课题设计、研究、论文写作等活动。③确定本人的研究方向，并开展科研及对国内外本学科本专业的进展进行综述。④参加国内外各类学习班、讲座和学术交流会议。通过网络拓宽学习路径。担任专科业务学习的授课，每年至少 1 次。⑤参与院内、科内护理会诊，主持护理查房。每两年发表论文 1 篇。指导低年资护士的培训。每年参加科室组织的专科操作及专业理论考试。

5. 培训方法　①以自主学习、提高能力水平为主；②积极参与临床护理实践和管理。

6. 评价　由护理部组织进行考核：①主持科内学术活动不少于 3 次；②撰写 1 篇护理论文（个案除外）；③参加医院组织的技能培训并通过考核；④参加医院组织的卫生法规、专业知识综合笔试并通过考核。

（五）四级护士（N4）——副主任护师

1. 定级标准　担任三级护士满 5 年，取得副主任护师资格，经护理部和人力资源部考核合格后审定。

2. 评价目标　副主任护师具有丰富的专业理论知识和广博的人文知识，掌握学科发展动态，掌握专业发展的新理念、新知识、新技术；具有较强的科研、教学、管理能力，能够指导下级护士开展临床护理，解决临床护理难题，促进护理质量持续改进。

第三节　教学质量管理制度

1. 建立院、科、病区三级临床教学管理组织，带教老师的资质与实习生的学历相匹配，即本科生由本科学历或主管护师以上老师带教，大、中专生必须由大专以上学历或高年资护师带教。

2. 护理部总带教与护理培训中心老师负责组织各科、病区带教老师的工作会议，认真讨论各院校实习大纲，制订具体带教计划，保证教学计划圆满落实。

3. 带教老师必须具有良好的职业素质和专业技术水平，热爱教学，关爱学生，可采取竞聘形式进行选拔聘任，任期 1～2 年。每年实习生即将离院时由护理部设置表格，以不记名的方式请实习生对带教老师的综合素质、能力等进行测评，护理部将资料分析归类，及时反馈给带教老师，优秀者给予表彰，不称职者取消带教资格。

4. 各科、各病区必须按各学校、各层次实习大纲，认真带教，切实落实，对罕见病、疑难少见的技术操作，应及时组织现场病例讨论、教学、查房、观摩等，竭尽全力，拓宽实习生视野，增强感性认识。

5. 加强理论联系实际，注重技能和工作能力培养，科、病区应如期完成实习小讲课、操作演习、常用仪器设备的应用等辅导。

6. 贯彻教学相长原则，尊重学生，调动学生的积极性和主动性，营造良好的学习氛围，病区组织专题讨论会、教学查房等活动，培育良好学习氛围。

7. 带教老师必须以身作则、为人师表、全面施教。临床带教中注重素质教育，特别是责任心、慎独精神的培养，耐心指导，做到放手不放眼，发生护理不良事件时应如实、及时汇报，不得隐瞒。

8. 督促学生必须严格遵守医院各项规章制度，不得随意调班、请假，原则上不批准事假，如有突发、难以预料的急性事件和病假，根据相关请假程序和规定，给予请假。

9. 按期完成出科考评。实习生要如期做好自我评估，科室按时组织好出科理论、技能考试和考评工作。

10. 每批新生在院实习期间均定期召开实习生座谈会，及时听取他们对带教工作的意见，以改进工作、提高质量。节假日期间，酌情组织庆祝活动，促进师生关系融洽，丰富学生生活。

11. 定期检查教师带教和学生学习情况、及时发现和解决存在的问题，做好教学质量评价、总结、反馈及整改等工作。定期开展形式多样的教学研讨活动，讨论教学中存在的问题并提出解决问题的方法和建议；通过集体讨论、集体备课，确定教学中的重点、难点。

12. 加强临床带教老师队伍建设，培养中青年教师教学能力。认真执行培养性听课、检查性听课、观摩性听课制度。

13. 积极开展教育研究，鼓励临床优秀教师申报教学科研课题，总结和推广先进的教学经验，推动教学改革，提高教学质量。

14. 加强教研室常规档案管理及保存，主要包括教学计划、总结，教案、讲稿、课件，教研室活动材料、教学研究材料、教研信息资料、教师个人教研信息等。

第四节　科研工作管理制度

1. 护理科研是临床护理工作中的一项经常性工作，因此必须建立与医院护理科研任务、规模相适应的科研组织（护理科研组），实行长效科研管理。

2. 护理科研组选出一位有科研能力、热爱科研工作的副主任职称或研究生学历的业务骨干为组长，负责日常科研工作。

3. 护理科研组参与对象为正、副主任护师，主管护师、本科以上学历，具有真才实学的业务技术骨干，形成具有科研能力的班子。方法：可以自愿报名，护理部核准。

4. 护理科研骨干必须做到五定：定人、定方向、定目标、定制度、定职责。一般情况下人员不宜变动，任期为 3～5 年，保持其稳定性。

5. 护理科研组必须有明确的目标，实行目标管理。

6. 护理科研组研究课题方向要符合政策、法规、伦理，针对护理工作中难点、热点、关键点进行应用性、前瞻性研究，解决临床护理工作中疑难、困惑问题，探索新的方法、途径，提高护理品质，提升护理质量。

7. 护理科研组必须遵循组织机构原则，做好内部管理。

（1）目标明确化原则：有明确的目标和可行的年度工作计划。

（2）分工协作性原则：按照每个人的专业化程度和专业技术特长，将组织目标、任务分解到人，共同努力，实现目标。

（3）责权一致原则：组织权限、责任明确，个人权限、责任明确，提高工作效率。

8. 护理科研组每年组织护理部层面、××大学层面、××市层面、国家层面课题申报，申报对象为护士长、片区护士长、研究生学历人员、副高以上职称人员、总带教老师，申报成功的老给予资助立项。

9. 要充分发挥护理科研组效能机构作用，提高办事能力、分析能力、解决问题能力，及时为各课题组排忧解难，扶持其健康发展，确保每一项课题圆满完成。

第五节　护理学术活动、进修管理规定

1. 投稿必须是护理部下发的会议通知，一些专业学术会议投稿凡未经护理部批准不予受理。

2. 学术会议原则上“一会一人、一文一会”。全国、全军综合性会议由护理部统一安排人员参加。省级继续教育学习班由科室年初根据计划表申报，由护理部审核后确定。

3. 凡需安排外出学习、进修的科室，每年初向护理部上报计划，护理部根据实际情况统一安排。

4. 参加学术活动及进修学习人员外出前必须报告科主任、协理员及护士长，并到护理部办理登记手续，返院后及时报到。

5. 以上所需经费由护理部统一管理。严格财务报销制度，报销时经财务审核、护理部主任签字。

第六节　护理人员考试、考核制度

为提高护理队伍整体素质，护理部根据每年的教育培训项目，定期组织理论及技能操作考试考核，护理人员按层级参加。考试、考核内容包括“三基”知识、护理常规、专科护理理论、护理操作技能。

全院每年组织护理理论考试 2 次（包括护理“三基”理论、专科理论知识）；护理技能操作采取季度抽考、年终汇考的方式。护理技能操作 85 分合格，护理理论 80 分合格。

考试、考核成绩记入个人技术档案，为奖惩及影响晋升的依据。成绩不合格者应及时补考。应参考对象凡无正当理由不参加者，年度专业技术考核视为不合格。

第七节　护理临床教学管理制度

一、护理教学科室管理规定

1. 护理教学科室护士长、总带教及教学护士应相互协助，共同完成护生的临床实习教学与管理。

2. 做到入科有介绍、在科有讲课、出科有考核，并为每批实习护生做好管理制度、专科护理、安全防护知识教育。

3. 应严格执行临床实习护生专人带教制度。尽可能提供实践机会，丰富教学形式和内容，帮助学生完成实习任务。

4. 护士长或总带教应组织每批护生进行“教学双评”活动，及时解答和解决学生提出的问题，并对学生反映的共性问题进行整改。

二、总带教护士管理规定

（一）总带教条件

1. 符合临床教学的要求。

2. 热爱带教工作，具有奉献精神，遵守院规院纪，以身作则，为人师表。

3. 具有良好的护理学理论基础，熟练掌握本专科各项理论知识和临床操作技能，了解本专科新理论、新技术。

4. 具有大专及以上学历、护师职称，临床护理工作经验应 5 年以上。

5. 年终绩效考核优秀，规范化操作培训各项考核成绩≥85 分，全年理论考核成绩平均≥80 分，每年至少撰写论文 1 篇。

（二）总带教护士职责

1. 协助护士长做好病房管理工作，重点负责病区临床护理教学工作的管理和实施。

2. 根据实习大纲，结合科室实际，制订和实施本病区内各层次学生的实习计划，保证临床教学、实习的落实。

3. 组织并参加具体的教学活动，内容包括：护生的入科介绍和安全教育，病房的小讲课、操作示教、健康教育示范、个案讨论、教学查房，学生的临床带教、考核评价，出科理论、操作考核等。每轮实习结束后，审阅学生的实习手册，将学生出科成绩存档，保存科内教学资料。

4. 及时将学生的临床护理、职业道德和劳动纪律等实习情况向护士长、护理部汇报；定期检查教学计划的落实情况，及时给予评价和反馈；落实教、学双评活动，听取学生对教学工作的意见和建议，及时发现并解决教学中存在的问题，提出改进意见。

5. 总带教应以身作则、为人师表、热情待人，关心学生的学习、生活和思想动向，了解临床带教护士的带教情况，及时与护士长沟通，根据情况进行必要的调整。总带教发生重大护理过失行为时，原则上应暂停总带教岗位 1 年，然后再次提出申请、竞聘，经考核合格方可恢复总带教资格。

三、带教护士管理规定

1. 每年进行新带教护士考核认定，实行个人申报、科室竞聘或推荐，护理部考核，合格者进行资格认定，发放带教证书。

2. 申报临床护理带教资格的护士应具备以下条件

（1）热爱带教工作，具有奉献精神。

（2）遵守院纪院规，以身作则，为人师表。

（3）具备护理学基本理论、本专科各项理论知识，熟练掌握各项临床操作技能。

（4）带教实习护生应从事本院临床护理工作≥2 年。

（5）带教新护士、本院轮转护士、进修护士应从事本院临床护理工作≥3 年。

（6）大专（及）以上学历（护师优先）。

3. 带教护士在带教过程中应严格遵照各项管理制度、诊疗护理规范和专科护理常规。

4. 带教护士应以身作则、为人师表、热情待人，关心学生的学习、生活和思想动向。

5. 带教护士应注意提高教学意识，丰富教学经验，真正把临床护理知识、技能和良好的作风传授给学生。

6. 临床带教老师发生重大护理过失行为原则上应暂停带教岗位 1 年，然后再次提出申请，经科室竞聘或推荐，护理部考核合格方可恢复带教资格。

7. 临床带教老师在带教过程中应严格遵守《临床实习护生专人带教制度》。

四、临床实习护生专人带教制度

1. 实习护生进入病房实习后，由护士长为每位护生安排一位带教护士并告知学生，在排班表上注明。

2. 护生的排班和工作岗位原则上应与指定的带教护士一致，若指定的带教护士因倒班、公休或其他原因与护生班次、岗位不一致，应由护士长总带教提前告知护生，并安排副带教护士带教，同时在排班表上注明。

3. 为更好地落实专人带教制度，保证临床教学质量，每位带教老师当日带教学生人数不应超过 3 人。

第八节　护生实（见）习管理规定

一、总　　则

1. 毕业实习期间应遵守各项院纪、院规及实习规定，自觉维护学校的声誉。

2. 毕业实习期间必须尊重各级领导和带教老师的指导工作，服从护理部及所在科室的管理。

3. 认真完成对毕业生实习的各项要求，恪守医疗护理服务职业道德，关爱患者，争做合格的毕业生。

4. 严格遵守各项诊疗护理规范、护理常规、护理管理制度、教学管理制度，实习中做到无护理不良事件的发生。如发生不良事件，应及时主动如实向带教老师、护士长及学校汇报。

5. 在带教老师的指导下，坚持理论联系实际与实事求是的科学态度，运用所学理论知识和护理技能实施各项护理，重视各项护理技能的训练，及时完成实习大纲中要求的各项教学目标。

6. 见习生在临床学习期间主要以观摩为主，不得独立从事任何治疗性护理行为。

7. 所做的各项操作必须以保证病员安全和减少病员不必要的痛苦为原则，对未掌握的操作应在带教老师的指导下完成。

8. 实习期间必须服从护理部的安排，不得擅自更改实习科室及部门。上班时做到仪表端庄，挂牌上岗，上岗不佩戴外露首饰，不涂指甲油，不玩手机，不干私活，不聊天，不看报刊，不迟到，不早退，不擅离岗位。

9. 法定节假日和双休日采取轮休制安排。

10. 在护理工作过程中做到患者随叫随到、有问必答，经常巡视病房，密切观察病情，跟随带教老师做好床边交接班。

二、实习生素质要求

1. 热爱祖国、热爱人民、热爱护理事业，具有为人类健康服务的奉献精神。

2. 救死扶伤、忠于职守、廉洁奉公、实行人道主义。

3. 具有诚实的品格和高尚的思想道德情操。

4. 具有整洁、端庄的仪表，和蔼的态度，恰当的语言。

5. 具有健康的心理，乐观、开朗、稳定的情绪，豁达的胸怀和较强的自控能力。

6. 具有自尊、自爱、自信、自强、自律的进取精神，虚心好学，不耻下问。

7. 具有健康的体魄和规范的言行举止。

8. 具有主动勤快、实事求是的工作作风，要严格遵守法律、行政法规及院、科、病区各项规章制度。

9. 具有高度的责任心、同情心和爱心，要尊重患者人格和隐私，做到慎言守密。

10. 具有良好的人际沟通和协调能力，尊重师长，同学之间相互尊重、友爱、团结、协作。

三、实习考勤与考核

护生在实习期间接受护理部及其所在学校的双重管理，在实习考勤与考核方面应遵守以下方面：

1. 尊重实习医院的各级领导和带教老师的指导，培养严谨的科学作风和良好的职业道德，树立爱岗敬业、一切为患者的思想。

2. 在带教老师的指导下，应用所学理论知识和护理技能，开展各项护理工作，并完成实习大纲中要求的各项教学目标。

3. 原则上妊娠者、哺乳者不参加实习。

4. 请销假制度

（1）实习期间，实习生必须认真执行实习计划，不得无故请假或缺席。实习生所在学校或原单位不得随意说情或出具证明抽调实习生。

（2）病假：以诊断证明书为准，必须由医院急诊科或预防保健科出具，急诊病假可由所在住所附近二级或以上医院出具病假证明单，经护理部同意后填写请假单，并到科室请假，护士长同意后方可生效。实习生所在科室不接受电话请假。

（3）事假：原则上学生不准请事假，如有特殊情况必须先做出申请，同时出具学校或单位证明，经护理部同意后填写请假单，到科室请假，护士长同意后方可生效。离开所在市区必须提前1周申请。

5. 处理规定

（1）1周内有病假或事假者，不享受双休日，只能休息1天。

（2）（高护系、卫校）全日制本科、大专实习生：病假、事假超过大科（4周或4周以上）实习学时1/3、小科（2周或1周）实习学时1/2者，毕业后应补实习；总假期超过实习总学时1/3以上者，应予休学。

（3）补实习时间安排在整个毕业实习结束后，和下一届同学一起实习。

第九节　临床实习护生离岗培训和终止实习管理规定

为规范护生毕业实习、完善对护生的临床管理制度、提高护生临床实习质量，特制定临床实习护生离岗培训、终止实习条例。凡条例中未尽事项，由护理部及实习护生所在学校或单位共同讨论决定。

一、离岗培训

（一）原则

护生在临床实习过程中凡符合下列条件之一者，将进行离岗培训。

1. 承担主要责任的一般差错（未造成明显后果）累计2次。

2. 篡改医疗文件（病史记录、护理记录及各类巡视记录等）。

3. 涉及“四不准”（输错青霉素、胰岛素，输入霉菌，输错血或血制品；抱错婴儿；患者坠床；开错手术部位）项目的差错隐患。

4. 严重违反操作规范，情节恶劣。

5. 同一科室中违反劳动纪律（上班时间：睡觉、迟到、早退；仪表不端庄、使用手机；干私活、饮食、亲朋陪伴上班等）≥3次或实习期间累积违反劳动纪律≥3次。

6. 旷工1天以上。

7. 累积发生院级投诉≥2次，且经调查后情况属实。

8. 同一科室中无故缺席教学活动（入科教育、小讲座、个案讨论、评教评学、各类示教、出科考核等）≥2次。

（二）方法

1. 发生上述情况或事件后，科室带教即刻或事发当日上报科总带教及科护士长，经科总带教调查后，写出书面调查经过，即日由科护士长上报护理部。

2. 涉及上述事件或情况的当事护生应即刻写出书面经过（一式两份），即日上交护理部及护生所在学校。

3. 护理部接到报告后于2个工作日内对已调查的事件进行核实，出具实习护生离岗培训书面通知单（一式两份），一份交当事护生签收，另一份交护生所在学校签收。

4. 护生离岗培训时间原则上应不少于 5 个工作日，且自动终止该轮科室的临床实习。

5. 护生离岗培训内容主要采取自学方式，护生离岗培训期间由护理培训中心统一管理。

6. 护生离岗培训期满后须通过护理部组织的基本理论（合格成绩为 80 分）或操作技能（合格成绩为 85 分）考核，方能恢复下一轮实习。

7. 离岗培训护生所在实习科室不出具该护生本轮的实习成绩，护生在结束全部毕业实习后须再回该科室进行补实习（补实习期限为本科室正常实习轮转期）且补实习后的出科成绩为 60 分。

8. 因离岗培训或补实习所涉及的全部后果（直接或间接）由实习护生自负。

二、终止实习

（一）原则

护生在实习过程中凡符合下列条件之一者将被终止临床毕业实习。

1. 发生由护生承担主要责任的严重不良事件（无论有无患者人身损害或涉及医疗赔偿等）。

2. 护生发生不良事件后，态度不端正，故意隐瞒，伪造或掩盖事情经过或真相。

3. 旷工≥3 天。

4. 出科考试作弊累积 2 次。

5. 累积离岗培训>2 次。

（二）方法

1. 发生上述情况或事件后，科室带教即刻或事发当日上报科总带教及科护士长，经科总带教调查后，写出书面调查经过，即日由科护士长上报护理部。

2. 涉及上述事件或情况的当事护生应即刻写出书面经过（一式两份），即日上交护理部及其所在学校。

3. 护理部接到报告后于 1 个工作日内对已调查的事件进行核实，出具终止护生临床实习的书面通知书（一式两份），一份交当事护生签收，另一份交护生所在学校签收。

4. 被终止实习的护生所在科室不再出具该护生的出科实习成绩。

5. 护生被终止实习后不再恢复毕业临床实习，该护生自被终止临床实习日起由校方统一安排及管理。

6. 护生因被终止临床实习所涉及的一切后果（直接或间接）由该实习护生自负。

（彭山玲）

第十一章　护理人员岗位说明与职责

第一节　各护理人员岗位说明与职责

一、护理部主任/副主任职责

（一）任职资格

具有护理本科以上学历、副主任护师以上职称，从事护理管理工作10年以上。

（二）工作能力

具有丰富的护理管理知识和经验，有较强的组织、管理、协调和指挥能力，熟悉护理管理基本规律，有指挥、处置突发事件，解决临床护理难题的经验和能力。

（三）主要职责

1. 在院党委、院首长领导下，负责组织拟制订医院护理工作规划、计划和管理制度。
2. 督促落实各项规章制度和技术操作常规。
3. 组织分析医院护理工作质量和安全情况。
4. 参加医院急危重症伤病员的抢救和疑难、危重、死亡病例的讨论，组织护理查房，指导临床护理工作。
5. 组织护理人员执业资格审查和注册管理。
6. 提出医院护理人员配备建议，参与医院聘用护理人员的考核和管理。
7. 组织开展医院护理新业务、新技术。
8. 指导医院护理教学、科研和业务训练、技术考核工作。
9. 上级赋予的其他职责。
10. 护理部副主任在护理部主任领导下协助护理部主任工作，参照前款规定履行职责。

二、护理部助理员职责

（一）任职资格

具有护理本科以上学历、护师以上职称，从事护理管理工作5年以上。

（二）工作能力

具有较丰富的护理管理知识和经验，有较强的组织、管理、协调、写作能力，掌握机关工作流程及方法，熟悉临床业务与护理管理基本规律，有分析、解决问题的能力。

（三）主要职责

1. 在护理部主任领导下，分工负责临床护理、护理教学和护理科研管理。
2. 负责草拟工作计划和总结，承办日常事务。
3. 经常深入科室，检查病区管理和各项护理工作质量，征求伤病员意见，发现问题及时解决，必要时向科室主任报告。
4. 经常检查护理各项规章制度和技术操作常规的执行情况。对护理事故、不良事件认真调查分析，及时报告。
5. 承办全院护理学术活动及护理人员技术考核，具体安排研究生、进修生、实习护士的培训。
6. 了解护理学科发展动态，及时向主任提供信息资料。
7. 负责护理人员技术档案资料的收集、整理和各种登记、统计工作。
8. 承办院首长、护理部主任临时交办的工作。

三、总护士长职责

（一）任职资格

具有护理本科以上学历、主管护师以上职称，从事临床护理管理工作 10 年以上。

（二）工作能力

具有丰富的临床护理与管理知识和经验，专业理论操作能力强，有较强的分析、解决疑难问题的能力，具备较强的组织、管理、协调能力。

（三）主要职责

1. 总护士长在护理部主任的领导下组织指导本系统临床护理、教学、科研管理工作。
2. 全面了解、掌握本系统科室的护理工作情况，根据护理部工作计划，制订本系统护理专科发展规划及护理工作计划，并督促、检查完成情况。
3. 解决科室护理业务上的疑难问题，指导危重患者护理计划的制订及实施。组织系统内护理教学查房和会诊。
4. 督促、检查、评价科室护理工作质量及护理安全工作，组织本系统护士长进行护理质量讲评分析，提出防范措施及改进意见。
5. 检查护理人员执行规章制度和护理工作质量标准落实情况，针对高频、高危的共性问题，指导及制订持续的护理质量改进计划。
6. 制订本系统护士在职培训及人才培养计划，定期进行业务技术考核，审核护士年度学分考核情况。
7. 了解实习生、进修生意见，检查科室教学计划的实施情况。

8. 负责拟定本系统护理科研计划，督促指导科室开展护理科研及护理新业务、新技术。

四、护士长职责

（一）任职资格

具有护理大专以上学历、护师以上职称，从事护理管理工作5年以上。

（二）工作能力

具有较丰富的临床护理与管理知识和经验，有较强的组织、管理、协调、指挥能力，执行力强，善于处理临床复杂问题，专科护理知识较丰富，具有指导、带教护士工作的能力，重症监护室培训2个月以上。

（三）主要职责

1. 在护理部主任、总护士长指导和科室主任领导下，组织拟制订本科室护理工作计划和管理制度。
2. 安排本科室护理人员的日常工作，审签护理文书。
3. 组织落实各项护理规章制度和技术操作常规。
4. 组织本科室护理交班和护理查房，参加伤病员术前和疑难、危重、死亡病例的讨论，解决复杂、疑难护理技术问题，分析本科室护理、心理服务工作质量和安全情况，制订持续质量改进方案。
5. 参加本科室主任查房工作，协调护理人员的关系。
6. 提出所在科室护理人员调整的建议。
7. 每月组织召开1次所在科室住院治疗患者座谈会。
8. 有效使用和科学管理所在科室各类药品、设备和耗材。
9. 指导所在科室护理人员开展新业务、新技术和信息化项目的应用。
10. 组织领导所在科室护理教学、科研、业务训练、技术考核和准入，以及本科室护理人员、聘用人员的日常管理工作。
11. 上级赋予的其他职责。

五、责任组长职责

（一）任职资格

具有护理大专以上学历、高年资护士或护师以上职称，从事护理管理工作3年以上。

（二）工作能力

具有较丰富的专科护理知识和经验，熟练掌握专科业务与抢救技能，有处理突发事件的能力，具备组织、管理、协调及分析、解决护理问题的能力，有指导、带教年轻护士的能力。

（三）主要职责

1. 在科室主任和护士长的领导下开展工作。
2. 分配、指导、参与所在组护士工作并分管具体床位。
3. 了解组员各项护理工作的落实情况，收集患者对护理工作的意见。
4. 掌握新入、病重、手术前后、特殊患者的基本病情、治疗和护理措施，负责危重患者的护理工作。
5. 检查、修改所在组护士护理文书。
6. 制订病危、病重患者护理计划，并根据病情变化及时更新。
7. 检查、指导组员健康宣教的落实情况，对不到位的方面及时补充和指导。
8. 掌握所在科室疑难、重症患者疾病知识和护理方法，参与科室的教学、科研工作。
9. 按时完成周、月、季周期重点质量管理工作。

六、责任护士职责

（一）任职资格

具有护理大专以上学历，通过了护理专业的院校学习和考核，具备护士资格与执业资格。

（二）工作能力

掌握基础护理理论与技能，有一定的临床经验，身心素质良好，有较强的组织纪律与服从意识，具备应急救护技能，学习能力强。

（三）主要职责

1. 在主任、护士长和责任组长的领导下完成护理工作。
2. 按护理程序对分管患者实施整体护理。
3. 严格执行操作规程、规章制度，按分工完成护理工作。
4. 做好病员的各类评估工作，参与急危重患者的抢救与护理，以及分管患者护理计划、抢救预案的制订与实施。
5. 真实、准确、客观、及时地完成护理记录。
6. 主动了解患者需求，对分管患者进行健康教育和心理护理。
7. 参加护理查房，并提供完整、确切的评估资料。
8. 学习并掌握新的护理理论、专科知识与操作技能。
9. 承担实习护士的临床教学任务，参加护理科研，撰写论文，完成继续教育学分。
10. 协助并参与病区管理，为患者提供良好的休养环境。

七、办公/服供护士职责

（一）任职资格

具有大专以上学历、护师以上职称，从事护理管理工作3年以上。

（二）工作能力

具有较丰富的临床护理与管理经验，具备较丰富的专科药理学知识，有责任组长工作经验，善于处理、解决复杂问题，有较强的协调能力。

（三）主要职责

1. 在主任和护士长的领导下开展工作。
2. 不参加早交班，与大夜班护士直接交班。
3. 整理办公室卫生，修改黑板、床位一览卡，掌握空床位数。
4. 校对夜间医嘱，查看有无遗漏及退药。
5. 检查毒麻药品、高危药品，及时补充基数。
6. 检查冰箱有无过期药品，检查有无需要补充的药品并及时请领。
7. 查、补前一日未领到的药品。
8. 处理、核对、打印当日医嘱。
9. 发放日清单及检查影片，整理病历并送病案室归档。
10. 通知支持中心安排、护送行动不便的患者做检查。
11. 到药房领取药品，并认真核对。
12. 按医嘱发放口服药、出院带药、临时口服药。
13. 保持服药车和药柜清洁、整齐。
14. 按时完成周、月、季重点工作。

八、总务护士职责

（一）任职资格

具有护理大专以上学历、高年资护士或护师以上职称，从事护理管理工作5年以上。

（二）工作能力

有基本的专科护理知识和经验，熟练掌握专科业务技能，有处理突发事件的能力；具备较强的组织、管理、协调能力和分析、解决临床护理问题的经验和能力。

（三）主要职责

1. 在主任和护士长的领导下开展工作。

2. 参加早交班，查对夜班危重、新入院患者被服使用情况，检查一级护理、危重患者的床单位整洁情况。

3. 回收、查对前一天输液单。

4. 清点、查对物品使用和计价情况，及时登记、补充；更换男女值班室被服。

5. 协助治疗、护理工作。

6. 办理新入院、转入、转出、出院患者病员服、被服相关手续，清点床单位用品。

7. 负责病区医疗器械、器材、营具的维护、保养及维修报告。

8. 处理科室来往信件并分发报纸、杂志。

9. 检查保洁员工作是否落实、病区卫生保持情况。

10. 及时督促护士、保洁员更换、清理病员服。

11. 每天做入库确认，每月做消耗出库及盘点工作，保持仓库清洁、整齐，保证物品无过期。

12. 按时完成周、月、季周期重点工作。

九、总带教护士职责

（一）任职资格

具有护理大专以上学历、高年资护士或护师以上职称，从事护理管理工作 5 年以上。

（二）工作能力

具有较丰富的专科护理知识和经验，熟练掌握专科业务与抢救技能，有处理突发事件的能力，具备组织、管理、协调能力和分析、解决临床护理问题的经验和能力，有指导、带教护士的能力。

（三）主要职责

详见第十章第七节“护理临床教学管理制度”。

十、带教护士职责

（一）任职资格

具有护理大专以上学历与护士执业资格，在科室工作满 1 年以上。

（二）工作能力

掌握基础护理理论与技能，具有一定的临床经验，身心素质良好，有较强的组织纪律与服从意识，具备应急救护技能，学习能力强。

（三）主要职责

1. 在护士长和总带教老师的领导下完成护理工作。
2. 按护理程序对分管患者实施整体护理。
3. 严格执行操作规程、规章制度，按分工完成护理工作。
4. 按照科室各类实习进修计划分层次指导、带教学生。
5. 做好新护士或实习护士的临床教学工作。
6. 带领新护士或实习护士进行日常护理工作，并按实习计划完成培训工作。
7. 掌握护理新理论、新技术及专科知识与操作技能；参与、指导实习生护理查房工作，定期进行授课。
8. 了解实习生思想、工作和生活，关心、关注他们的进步与发展。
9. 参加护理科研，撰写论文，参加继续护理教育。

第二节　各职称护理人员职责

一、主任护师职责

1. 在所在科室主任和护士长领导下进行护理工作。
2. 参与护理查房，参加所在科室术前、疑难、危重、死亡病例的讨论。
3. 组织专科护理会诊，解决复杂、疑难病例的护理问题。
4. 指导所在科室开展护理新业务、新技术。
5. 承担护理教学和科研工作，指导并参与业务训练。
6. 协助护士长做好病区管理工作。
7. 履行上级赋予的其他职责。

副主任护师在科室主任、护士长领导和主任护师的指导下按照前款规定履行职责。

二、主管护师职责

1. 在所在科室主任、护士长领导和正（副）主任护师指导下进行护理、护理教学和科研工作。
2. 参加临床护理，完成护士长安排的各班、各项护理工作。承担难度较大的护理技术操作，协助护士长进行护理管理。参加危重伤病员的抢救与专科特级护理。
3. 制订重危、疑难、大手术伤病员的护理计划，书写护理病历，指导护师（士）实施身心护理。
4. 参与科室主任查房和护理查房工作，全面了解所在组伤病员的病情和治疗情况，解决较复杂、疑难的护理问题。
5. 担任护理教学，帮助护师（士）提高专业理论和技术操作水平，指导进修、实习护士培训。

6. 运用国内外先进护理技术开展新业务、新技术和护理科研，总结经验，撰写学术讨论内容。

7. 按照分工做好病区药品、器材的管理。

8. 协助所在科室护士长做好行政管理和队伍建设工作。

三、护师（士）职责

1. 在所在科室主任、护士长领导和上级护师的指导下进行护理工作。
2. 承担所在科室伤病员的日常护理及心理护理工作。
3. 参加所在科室病区值班、病房巡视，观察伤病员病情变化，发现异常及时报告。
4. 配合医师做好伤病员的治疗和标本采集工作。
5. 参加所在科室危重伤病员的抢救。
6. 承担所在科室伤病员、陪护人员的健康和心理知识教育。
7. 负责所在科室有关病房的管理，有效使用和科学管理所在科室的各类药品、设备和耗材，参与病区管理。
8. 参与所在科室开展护理新业务、新技术工作。
9. 参与所在科室临床护理教学、科研、业务训练工作。
10. 履行上级赋予的其他职责。

第三节　特殊科室护理人员职责

一、门诊护士职责

1. 在门诊护士长或护理组长领导下进行工作。
2. 负责器械的消毒和开诊前的准备工作。
3. 协助医生完成有关工作，按医嘱对患者进行处置。
4. 观察候诊患者的病情变化，对较严重的患者应提前诊治或送急诊室处置。
5. 保持诊疗室整洁、安静，维持就诊秩序。
6. 实施候诊教育和健康教育工作。
7. 做好消毒隔离工作，防止交叉感染。
8. 认真执行各项规章制度和技术操作规程，严格查对制度，防止差错事故的发生，做好交接班工作。
9. 按照分工领取、保管药品、器材和其他物品。
10. 认真学习业务知识，提高理论水平，向患者做耐心、科学的解释，提高服务质量。

二、急诊护士职责

1. 在护士长领导下进行工作。

2. 做好急诊患者的分诊工作，根据患者的情况决定优先就诊，必要时请示医生决定。

3. 急诊患者来院就诊时应立即通知值班医生，在医生到来之前，如遇特殊危急患者，可行必要的急救处理。

4. 在急救过程中，备好各种抢救物品、药品，迅速、准确地执行医嘱，协助医生进行抢救。

5. 负责危重患者的巡视、观察，及时完成治疗与护理工作，严密观察并记录患者的病情变化。

6. 认真执行各种规章制度和技术操作常规，做好查对和交接班工作，严防差错事故的发生。

7. 严格执行各项无菌操作规程，做好消毒隔离工作，防止院内交叉感染。

8. 负责准备各种急救所需药品、敷料、仪器等，并使之处于完好状态。

三、助产士职责

1. 在护士长的领导和医师的指导下进行工作。

2. 负责正常孕妇的接产，协助医师进行难产孕妇的接产。做好接产准备，注意产程进展和变化，遇孕妇发生并发症或婴儿窒息时，应立即采取紧急措施，并报告医师。

3. 了解患者分娩前后的情况，严格执行技术操作规程，注意保护会阴及母婴安全，严防差错事故。

4. 保持产房整洁，定期进行消毒。

5. 做好计划生育、围产期保健和妇婴卫生宣传教育工作，并进行技术指导。

6. 负责管理产房的药品和器材。

7. 根据需要，负责妊娠期检查、外出接产和产后随访。

8. 指导培训、进修、实习人员。

四、新生儿室护士职责

1. 在护士长的领导下进行工作。

2. 认真执行各项规章制度、岗位职责和护理技术操作规程，正确执行医嘱，准确、及时地完成各项护理工作，严格执行查对及交接班制度，严防不良事件的发生。

3. 严格执行各项消毒隔离制度，防止交叉感染。

4. 负责落实患儿的各项治疗护理工作。

5. 认真做好危重患儿的抢救工作，并做好记录。严密观察患儿的病情变化，发现异常情况时及时向医生汇报。

6. 做好仪器及各类物品的维护及保养工作，使之处于完好备用状态。

7. 协助医生做好各种诊疗工作，负责正确采集各种检验标本。

8. 做好患儿入院、住院期间及出院前后家长的健康教育及出院指导工作。

9. 按照文件书写规范要求进行护理记录。

10. 参加护理教学和科研工作，指导实习生、护理员和保洁员的工作。

五、手术室护士职责

1. 在科室主任、护士长领导下完成洗手、供应、巡回等工作，负责手术前准备、手术中配合和手术后整理工作。

2. 严格执行无菌操作及各项规章制度，严防差错事故的发生。

3. 负责手术后患者的包扎、保暖、护送及手术标本的保管、送检工作。

4. 负责器械、敷料的打包、消毒及药品、仪器设备的保管工作。

5. 指导培训、进修、实习护士的工作。

6. 负责分管手术患者的术前访视和术后随访。

7. 做好手术期间患者的心理护理。

8. 严格执行对患者的识别制度，做到正确的患者、正确的部位与体位，施行正确的术中配合，正确核对手术器材、敷料，正确交接手术患者。

六、重症监护室护士职责

1. 在科室主任及护士长领导下，负责监护室患者的治疗护理工作。

2. 具备良好的职业道德及能力素质，严谨细致，严防不良事件发生。

3. 严格遵守无菌技术操作规程及消毒隔离制度，预防交叉感染。

4. 落实床头交接班，全面掌握患者病情，了解治疗方案、用药及手术情况，落实护理计划。

5. 严密观察病情变化，发现异常情况迅速报告医生，协助医生实施抢救并认真做好护理记录。

6. 了解危急值指标，掌握专科护理理论技术及各种监护、抢救仪器设备的使用。

7. 落实各项基础护理工作。

七、血液净化科护士职责

1. 血液净化科护士在科室主任及护士长领导下工作，负责血液净化室患者日常透析期间的护理及管理。

2. 认真遵守医院各项规章制度、护理工作制度和操作规程，准确、及时地完成各项护理工作及技术操作。

3. 正确执行医嘱，遵循医师的诊治计划，并制订相应的护理计划，协助医生做好各种诊疗工作。

4. 透析过程中经常巡视患者，密切观察患者病情，及时记录，有问题及时报告医生并按医嘱处理。

5. 了解患者的病情、饮食、生活等情况，为患者进行相关指导，积极开展各种形式的健康教育，做好患者的饮食管理和生活指导。

6. 保持血液净化科秩序，为患者创造清洁、舒适、整齐、安静的治疗环境。

7. 做好血液净化科的消毒隔离工作，严格遵守国家透析器材的使用管理规定。

8. 积极参加业务学习，强化“三基三严”培训，认真学习新技术，不断丰富血液净化方面的理论及实践知识，提高血液透析护理质量。

八、介入诊疗室护士职责

1. 在科室主任及护士长的直接领导下配合手术医师完成介入治疗病员的术前准备和介入治疗配合。

2. 认真执行各项规章制度和无菌技术操作常规，并监督手术医师的无菌操作。负责导管室的保洁、消毒及感染监控工作，防止交叉感染。

3. 负责各种介入耗材及有关器械、药品、敷料的请领、保管、保养工作；物品放置定点、定位、有序，出入账目要清楚。

4. 认真核对患者姓名、ID、诊断、手术名称，并做好患者的心理疏导与护理；返回病房时按照规定的程序严格逐项交接，做好交接记录及签字确认。

5. 协助医师掌握手术适应证，术前建立静脉通道，协助医师对患者进行导尿、备皮和消毒铺巾等，术中配合，用药前要严格“三查十对”，密切观察病情变化，并及时报告医师。

6. 负责供氧、吸引器及心电监护仪、除颤器等抢救设备的日常保养、维护，熟悉使用方法，正确使用。同时负责急救药品的清点和补充，随时做好急救准备。

7. 术后负责对一次性医疗用品销毁处理。

九、消毒供应中心护士职责

1. 在护士长领导下进行工作。遵守院内、科室内各项规章制度及技术操作规程。

2. 负责各种医疗器械的清洁、包装及各种敷料的裁剪、制备工作。

3. 负责院内一切无菌医疗器械、敷料、溶液及有传染性危险的被服、用品的高压消毒工作，保证消毒物品绝对无菌及安全使用。

4. 负责与病房及有关单位无菌物品的交换工作，坚持下收下送，做到态度和蔼、坚持原则。

5. 做好院内临时任务或急救工作的物品消毒及供应工作。

6. 指导消毒人员进行医疗器材、敷料的制备、消毒工作。

7. 深入临床一线征求意见，以改进工作。

（彭山玲）

附录　护理质量管理标准及各项检查表

附表 1　护理质量管理标准

序号	护理质量检查项目	标准	要求频次
临床科室护理质量检查项目			
1	军队伤病员住院管理质量检查	≥95 分	1 次/周
2	护理安全管理质量检查	≥95 分	1 次/周
3	急救药品、器材、急救车管理质量检查	≥95 分	1 次/周
4	患者身份识别、医嘱查对管理质量检查	≥95 分	1 次/周
5	护理分级、基础护理管理质量检查	≥95 分	1 次/周
6	优质护理服务管理质量检查	≥95 分	2 次/月
7	病区安全管理质量检查	≥95 分	2 次/月
8	感染控制管理质量检查	≥95 分	1 次/周
9	护士职业防护管理质量检查	≥95 分	1 次/月
10	标本采集质量管理检查	≥95 分	1 次/月
11	手术室管理、手卫生专项管理质量检查	≥95 分	1 次/周
12	麻醉药品、精神类药品、高危类药品管理质量检查	≥100 分	1 次/周
13	科室药品保管及储存安全管理质量检查	≥95 分	1 次/周
14	科室药品使用安全管理质量检查	≥95 分	1 次/周
15	监护室、术后病房管理检查	≥95 分	1 次/周
16	护理文书书写质量检查	≥95 分	1 次/周
17	压疮专业学组管理质量检查	≥95 分	1 次/季
18	糖尿病专业学组管理质量检查	≥95 分	1 次/季
19	静脉治疗专业学管理质量检查	≥95 分	1 次/季
20	重症监护专业学组管理质量检查	≥95 分	1 次/季
21	疼痛专业学组管理质量检查	≥95 分	1 次/季
22	护士礼节礼貌及着装管理质量检查	≥95 分	1 次/季
23	护理行为规范管理质量检查	≥95 分	1 次/季
24	教学质量管理检查	≥95 分	1 次/月
25	军队伤病员住院满意率调查	≥95 分	1 次/月
26	患者满意率调查	≥95 分	1 次/月（1 次/季）
27	护士满意率调查	≥95 分	1 次/季
28	健康教育知晓率调查	≥95 分	1 次/季
特殊科室护理质量检查项目			
1	门诊部护理工作质量检查	≥95 分	1 次/周
2	急诊科护理工作质量检查	≥95 分	1 次/周

续表

序号	护理质量检查项目	标准	要求频次
3	介入诊疗室工作质量检查	≥95 分	1 次/周
4	手术室护理工作质量检查	≥95 分	1 次/周
5	消毒供应中心护理工作质量检查	≥95 分	1 次/周
6	血液净化科工作质量检查	≥95 分	1 次/周
7	产房工作质量检查	≥95 分	1 次/周
8	新生儿重症监护室工作质量检查	≥95 分	1 次/周
9	干部保健科工作质量检查	≥95 分	1 次/周
10	体检中心工作质量检查	≥95 分	1 次/周
11	内镜室工作质量检查	≥95 分	1 次/周
12	门诊口腔科工作质量检查	≥95 分	1 次/周
13	生殖中心工作质量检查	≥95 分	1 次/周
14	门诊眼科工作质量检查	≥95 分	1 次/周

附表 2　护理安全管理质量检查表

检查日期：　　　　　　　　　　科室：　　　　　　　　　　检查人员：

序号	检查项目	权重	得分情况					备注
			10	8	6	4	2	
1	护士执行“四看五查一巡视”，严格按等级护理巡视病房	1						
2	护士了解专科急症应急处置流程	1						
3	护士掌握各类突发事件应急处置方法	1						
4	病区灭火器在位有效，护士掌握灭火器的使用方法	1						
5	病区内控烟及禁止使用非医用配置的电器	0.5						
6	高危药品专柜原盒存放，标识明显	1						
7	化疗、肌松剂、血液制品、深静脉泵氯化钾和氯化钠及贵重药品使用双签名	1						
8	护士掌握不良事件处置流程，有护理安全管理登记本，并且定点放置内容齐全	1						
9	病区安全通道通畅，安全门管理符合要求	1						
10	患者床头牌信息与医嘱相符、准确无误	1						
11	患者或家属了解住院、安全告知内容，并有签名	0.5						
总分								

评价方法：优—10 分，良—8 分，中—6 分，差—4 分，极差—2 分。

附表 3　军队伤病员住院管理质量检查表

检查日期：　　　　　　　　　　科室：　　　　　　　　　　检查人员：

序号	检查项目	权重	得分情况					备注
			10	8	6	4	2	
1	坚持“五个零”“六优先”“十项承诺”	1						
2	有伤病员住院登记本，入院及安全教育落实，有签名	1						
3	护士掌握为兵服务“八个一”，主动服务“四知道”	1						
4	责任护士掌握治疗护理“九知道”	1						
5	军人病房、干部病房管理规范、设施齐全	1						
6	军队伤病员着病号服，陪护人员佩戴陪伴证	1						
7	落实护理分级制度，若外出，严格落实请销假制度	1						
8	落实每月工休座谈会制度，伤病员对护理服务满意度高	1						
9	护士掌握伤病员未归情况处置方法	1						
10	出院伤病员有电话回访及记录	0.5						
11	护士长每天查房，征求意见	0.5						
总分								

评价方法：优—10 分，良—8 分，中—6 分，差—4 分，极差—2 分。

附表 4　患者身份识别、医嘱查对管理质量检查表

检查日期：　　　　　　　　　　科室：　　　　　　　　　　检查人员：

序号	检查项目	权重	得分情况					备注
			10	8	6	4	2	
1	患者佩戴手腕带正确、松紧适宜、注明有备血者血型	1						
2	床头信息及手腕带信息正确、一致	1						
3	护士正确执行患者身份识别制度	1						
4	每班医嘱有查对，三人签全名；护士长每周参加科室医嘱大校对并签名	1						
5	临时医嘱执行时间准确，清晰标记签名	1						
6	床旁输液单执行后有护士及家属签名	0.5						
7	检查前一日临时医嘱执行是否装订，有无漏执行	1						
8	作废医嘱标识规范	1						
9	护士掌握长期医嘱下达执行流程	1						
10	护士掌握抢救临时口头医嘱执行规定，即听、记、问、看、留、补	0.5						
11	抽血交叉和输注血液制品时是否双人核对、双签名	1						
总分								

评价方法：优—10 分，良—8 分，中—6 分，差—4 分，极差—2 分。

附表 5　急救器材、急救车物品和急救药品管理质量检查表

检查日期：　　　　　　　　　　　　　科室：　　　　　　　　　　　　　检查人员：

序号	检查项目		权重	得分情况					备注
				10	8	6	4	2	
1	急救器材管理	急救器材建立档案，配备操作流程图，有每周保养维护和外借记录本	0.5						
2		监护室有专用急救车，配置齐全的管理规范	0.5						
3		医疗仪器整洁，符合院感要求，定位放置，性能良好，处于备用状态	0.5						
4	急救车物品管理	急救车定位放置，有物品示意图，人人熟知	0.5						
5		物品齐全，放置整齐，保持整洁，标识规范统一	0.5						
6		简易呼吸器装备齐全，备有心外按压板，定位放置	1						
7		无菌物品包装完整，未过期	1						
8		开口器、舌钳、压舌板等物品使用后及时清洗、消毒、归位	1						
9		应急照明灯、手电筒等性能良好，电源插排有效	1						
10		血压计、听诊器定位放置，处于完好的备用状态	0.5						
11		有专人负责，检查记录规范，检查保养并签名/封条有日期及签名	1						
12	急救药品管理	急救车药品按规范配置，账物相符，分类清楚，无过期药品	1						
13		急救药品放置整齐，有示意图	0.5						
14		急救仪器和药品、物品检查记录规范,专人负责每周检查签名，护士长每月检查签名	0.5						
总分									

评价方法：优—10 分，良—8 分，中—6 分，差—4 分，极差—2 分。

附表 6　护理分级、基础护理管理质量检查表

检查日期：　　　　　　　　　　　　　科室：　　　　　　　　　　　　　检查人员：

分类	序号	检查项目	权重	得分情况					备注
				10	8	6	4	2	
基础与专科护理	1	根据 ADL 评分落实患者的生活护理，做到“三短三无六洁”。床单位整洁，床下物品上架。生活护理日、晨晚间护理落实，陪护未做基础护理	1						
	2	患者或家属掌握等级护理及饮食	1						
	3	患者体位舒适，符合病情、治疗要求，保持功能位	1						
	4	管路固定、处置规范、标识清晰、引流通畅，无扭曲、脱出	1						
	5	气道护理落实到位，协助翻身、拍背、排痰，雾化、湿化规范	1						
	6	有护理风险评估、安全告知、警示标识、安全措施，宣教到位。约束带使用规范，方法正确，履行告知义务	1						
病情观察	7	护士掌握病区患者情况、重危患者“九知道”，落实床旁交接	0.5						
	8	护理分级要求落实巡视，病情观察处理及时	1						

续表

分类	序号	检查项目	权重	得分情况					备注
				10	8	6	4	2	
病情观察	9	护理记录完整，及时制订、调整危重护理计划，护士长签名确认。各类评估及时。手术及转科有交接记录单，各项客观数据录入及时准确（至少当班完成；8-4 班上午 12 时，下午 4 时）	1						
治疗给药	10	执行医嘱正确，按餐分发口服药	0.5						
	11	护士掌握药物不良反应的观察处置	0.5						
	12	注射/输液泵、监护仪、呼吸机等仪器使用中运行正常、清洁、线路整齐，标识清晰。氧气装置性能良好，有效吸氧	0.5						
总分									

评价方法：优—10 分，良—8 分，中—6 分，差—4 分，极差—2 分。

附表 7　优质护理服务管理质量检查表

检查日期：　　　　科室：　　　　检查人员：

序号	内容	权重	得分情况					备注
			10	8	6	4	2	
1	落实责任制整体护理排班	1						
2	责任护士有执业资格证书，分管患者不超过 8 名	1						
3	患者知道所在病室的责任护士	1						
4	护士工作认真、服务热情，并提供人性化服务（如便民设施）	1						
5	护士掌握并按护理分级要求巡视病房	1						
6	每月行住院患者满意度调查，满意率应达到 95%以上	1						
7	护士掌握分管患者病情并实施整体护理，包括心理护理	1						
8	护士掌握基础护理、护理技术服务规范（至少回答其中 1 项）	1						
9	实行岗位责任制，及时修订岗位职责、工作流程	1						
10	科室实施绩效考核，并与评功评奖挂钩	1						
总分								

评价方法：优—10 分，良—8 分，中—6 分，差—4 分，极差—2 分。

附表 8　病区安全管理质量检查表

检查日期：　　　　　　　　　　科室：　　　　　　　　　　检查人员：

分类	序号	内容	权重	得分情况					备注
				10	8	6	4	2	
人员管理	1	护士落实“四看五查一巡视”，未违反“十不准”	1						
	2	按医嘱陪护，陪护人员不能卧于患者的床铺	0.5						
	3	每月召开工休座谈会并记录，反映的问题有处理、改进措施。定期进行满意度调查和意见收集	1						
物资管理	4	病房陈设统一，摆放整齐，位置固定	1						
	5	病房财产、设备专人管理，账物相符，定期清点	1						
	6	病房陪伴床、电器按规定管理	0.5						
环境管理	7	病区/病室安静、整洁、安全、有序	1						
	8	病区水、电、气管理规范，无常明灯、长流水	1						
	9	一站五室（护士站、治疗室、处置室、换药室、更衣室、值班室）物品放置规范、清洁整齐	1						
	10	病房清洁无异味，通风、清扫、大扫除按规定执行	1						
	11	标本间各类标本及时送检，卫生用品放置合理	1						
总分									

评价方法：优—10 分，良—8 分，中—6 分，差—4 分，极差—2 分。

附表 9　护士职业防护管理质量检查表

检查日期：　　　　　　　　　　科室：　　　　　　　　　　检查人员：

序号	检查项目	权重	得分情况					备注
			10	8	6	4	2	
1	护士掌握标准防护基本常识	1						
2	分离各类针头后及时丢入利器盒/缸，不二次处理	1						
3	治疗车备有手消毒液、利器盒、剪刀，护士接瓶、拔针带小治疗盘	1						
4	护士能正确使用防护用品：护目镜、口罩、围巾、手术衣等	1						
5	护士掌握针刺/割伤的处理、报告流程	1						
6	科室多人化疗时，要有专人配置化疗药物	1						
7	护士在配置化疗药物时着装、操作规范	1						
8	化疗药物使用后空安瓿放入小号专用利器盒内	1						
9	护士掌握体温计破损后的处理方法	1						
10	护士掌握科室特殊感染患者的情况	1						
总分								

评价方法：优—10 分，良—8 分，中—6 分，差—4 分，极差—2 分。

附表 10　感染控制管理质量检查表

检查日期：　　　　　　　　科室：　　　　　　　　检查人员：

序号	检查项目	权重	得分情况					备注
			10	8	6	4	2	
1	科室感染管理防控小组及感控护士工作有记录，每月有持续质量改进记录	0.5						
2	严格执行无菌操作规程；掌握“七步洗手法”，落实手卫生制度	1						
3	开启的溶媒、治疗盘、消毒液应注明开启时间，未过期；要使用的注射器放无菌盘，液体现用现配；无菌物品有消毒日期，专柜存放，未过期	1						
4	治疗做到一人一带；治疗车上有手消毒液；治疗车上层放治疗盘、无菌物品、药品，下层放污染物品。	1						
5	感染与非感染患者分开安置/床边隔离，床头有标识	1						
6	护士掌握特殊感染及多重耐药菌感染、患者及物品处置方法	1						
7	治疗室、检查室、术后/监护室做到“日消毒、周检查、月培养”，科室提供近一个月的纸质记录	1						
8	落实周期工作，血压计袖带每周定时消毒	0.5						
9	垃圾分类，医疗垃圾加盖放置，医疗废弃物交接登记本记录完整；锐器盒有标明科室、启用时间	1						
10	治疗室、换药室、护士站、治疗车台面、地面保持清洁	0.5						
11	保洁员掌握清洁卫生时消毒液的配制方法，抹布、拖把的管理及消毒方法	0.5						
12	抹布、拖把标识清楚、定位放置、悬挂晾干，各区按标识专用，使用后消毒	0.5						
13	患者出院、转科、死亡后及时终末消毒处理，使用臭氧消毒机消毒床单位	0.5						
总分								

评价方法：优—10 分，良—8 分，中—6 分，差—4 分，极差—2 分。

附表 11　标本采集管理质量检查表

检查日期：　　　　　　　　科室：　　　　　　　　检查人员：

序号	检查项目	权重	得分情况					备注
			10	8	6	4	2	
1	采集标本严格执行查对制度，无错漏	1						
2	抽血交叉时做到双人核对、双签名、逐一完成	2						
3	采血管上清晰标记床号、姓名、科室信息，无涂改、显示不清	1						
4	抽血单要双人核对患者、采血管信息，确认无误后双人签名	1						

续表

序号	检查项目	权重	得分情况					备注
			10	8	6	4	2	
5	护士对各类标本的采集方法正确，未出现凝固或采集量少等情况	1						
6	科室各类标本采集完成后在规定时间内送检；中心送检人员及时到科室收集标本送检	1						
7	护士能够熟练使用检验系统，没有将系统标本信息错漏执行的情况	1						
8	急查的标本上粘贴红色标签；特殊采集项目选择正确的标本采集器	1						
9	中心送检人员送标本时正确放置，无错漏、保护完好，送达检验科	1						
总分								

评价方法：优—10 分，良—8 分，中—6 分，差—4 分，极差—2 分。

附表 12　手术室管理、手卫生专项管理质量检查表

检查日期：　　　　　　　　　　　科室：　　　　　　　　　　　检查人员：

分类	序号	检查项目	权重	得分情况					备注
				10	8	6	4	2	
人员管理	1	护理人员着装规范，职责明确	0.5						
	2	管理制度健全，严格执行无菌技术操作规程	0.5						
	3	各科室卫生、整洁，保洁员职责分明	0.5						
	4	布局合理规范，三区、三通道划分明确	0.5						
消毒隔离管理	5	各类物品分类放置，无菌物品保管符合要求，未过期	1						
	6	污染手术间（隔离产房）标识明显，物品处理符合规定	1						
	7	每月有空气消毒、培养结果，登记及时	1						
	8	每次抽测手术人员手细菌检测合格率达 100%并备案	1						
患者管理	9	病情观察细致，患者交接手续完整	0.5						
	10	手术患者有防护措施	0.5						
	11	各类管道通畅、固定妥善	0.5						
物品管理	12	急救药品、液体齐全，无过期、无变质	0.5						
	13	急救物品、器材管理达标（“五定、三无、二及时”）	0.5						
手卫生专项管理	14	熟练掌握“七步洗手法”	0.5						
	15	观察护士接触患者前后是否进行手消毒	0.5						
	16	手卫生各项设施齐全，符合要求	0.5						
总分									

评价方法：优—10 分，良—8 分，中—6 分，差—4 分，极差—2 分。

附表 13　麻醉药品和精神类药品、高警示类药品管理质量检查表

检查日期：　科室：　检查人员：

序号	检查项目	权重	得分情况					备注
			10	8	6	4	2	
1	药品基数/卡完备、有失效期；药品无变质、无过期	1						
2	麻醉药品、一类精神药品和二类精神药品原盒分开放置	1						
3	“五专”管理：专人负责、专柜加锁、专用账册、专用处方、专册登记	2						
4	使用耗材登记规范、补充及时，领药前经护士长审核	1						
5	护士严格班班交接并签名	1						
6	专柜之外不存放毒、麻、限剧药品	1						
7	护士长每周核查并签名（麻醉药品、一类精神药品和二类精神药品使用登记本、药品交接班登记本）	1						
8	高警示类药品专柜定位放置，标识醒目，有专人检查补充	1						
9	护士掌握本科室高警示类药品管理方法和不良反应	1						
总分								

评价方法：优—10 分，良—8 分，中—6 分，差—4 分，极差—2 分。

附表 14　科室药品保管及储存安全管理质量检查表

检查日期：　科室：　检查人员：

序号	检查项目	权重	得分情况					备注
			10	8	6	4	2	
1	药柜、药盘、药品抽屉等药品摆放位置清洁整齐	0.5						
2	药品分类放置、标识清晰、符合规定，无变质、无过期	1						
3	科室内药品有专人管理，每月清查 1 次；瓶/袋大输液等药品，每月清查 1 次并登记	1.5						
4	特殊及贵重药品妥善保管	1						
5	需冷藏、避光存放的药品按规定管理、使用	1						
6	备用药品分类放置、标识醒目，有专人检查补充	1						
7	患者自备药品的须签署知情告知书	1						
8	护士掌握输液/输血反应的处置方法	1.5						
9	护士掌握本病区特殊药物不良反应及观察处置要点	1						
10	急救车外抢救药品专区放置	0.5						
	总分							

评价方法：优—10 分，良—8 分，中—6 分，差—4 分，极差—2 分。

附表 15　科室药品使用安全管理质量检查表

检查日期：　　　　　　　　科室：　　　　　　　　检查人员：

序号	检查项目	权重	得分情况					备注
			10	8	6	4	2	
1	护士遵守无菌操作原则，无菌盘使用符合规范	1						
2	护士换瓶时带治疗盘	0.5						
3	口服/静脉滴注/肌内注射等给药技术符合程序规范(每个科室抽查 2 名护士)	1.5						
4	各类用药均告知患者治疗目的及注意事项，特殊用药有特别交代患者，并且挂有标识	1						
5	输血/生物制品、化疗、泵高浓度电解质等高危/贵重药品时，输血/输液单上有双签名	1.5						
6	输液泵用药有标识，刻度未遮盖	0.5						
7	输液完毕，患者/家属在输液单上签名	0.5						
8	患者如将口服药带离病房自行服用，须签协议书	1						
9	特殊用药/出院带药有书面指导，患者/家属签字	1						
10	掌握化疗药物/高渗液外渗的处置方法	1						
11	使用避光药品时采取避光措施	0.5						
总分								

评价方法：优—10 分，良—8 分，中—6 分，差—4 分，极差—2 分。

附表 16　教学质量管理检查表

检查日期：　　　　　　　　科室：　　　　　　　　检查人员：

分类	序号	检查项目	权重	得分情况					备注
				10	8	6	4	2	
护士长	1	落实本科室月护理查房，记录完整	1						
	2	完成科室护士培训项目，并做好记录	1						
	3	科室各类人员带教计划完整	0.5						
	4	进修、实习人员一周班次合理	0.5						
总带教	5	科室有带教分层计划	1						
	6	落实本科室护生教学查房工作，并记录	1						
	7	科室内讲课有课件或教案及护生听课记录	0.5						
	8	护生理论/操作考核有试卷及成绩记录	0.5						
带教	9	带教老师持证带教	1						
	10	掌握学生的学习情况，知晓学生姓名及每周带教内容	0.5						
	11	严格带教，治疗性操作做到放手不放眼	1						
护生	12	着装整齐，落实操作规程	0.5						
	13	护生知道带教老师姓名、班次及本周学习内容	0.5						
	14	护理安全意识强，知晓预防针刺伤及处理方法	0.5						
总分									

评价方法：优—10 分，良—8 分，中—6 分，差—4 分，极差—2 分。

附表 17　护士礼节礼貌及着装管理质量检查表

检查日期：　　　　科室：　　　　检查人员：

序号	检查项目	质量标准	分值	扣分原因	扣分	实得分
1	礼节礼貌（20%）	有礼有节	5	对各级领导、参观人员、检查人员、来访者要主动起立，礼貌、热情接待		
2			5	接听电话时，铃响三声内接起，使用规范的文明用语，注意语速、语气、语调		
3			10	与患者交流时，态度和蔼，耐心解释，语言清晰，杜绝生、冷、硬、顶、推或斥责患者的现象		
4	着装规范（60%）	淡妆上岗	10	上班可化淡妆，不可浓妆艳抹。眉毛粗细适中，颜色为淡黑色，不用假睫毛，不得涂颜色浓艳的眼影；口红颜色应选接近唇色，不得选择过于艳丽的颜色；不留长指甲，不涂有颜色的指（趾）甲油，不佩戴戒指、手镯、手链及粗大的项链等装饰品，避免影响工作		
5		发帽规范	4	长发要用深色头花盘起，短发不得过肩，刘海不过眉，不得染有色头发，不留奇异发型		
6			6	燕尾帽要戴正、戴稳、整洁，距发际线 4～5cm，用白色（或黑色）发卡固定于帽后， 发卡不得显露于帽的正面		
7				戴圆帽时头发要全部罩在帽子内，前不遮眉，后不露发梢，不戴头饰，帽子的接缝线要放在后面		
8		口罩规范	6	进行无菌操作时必须佩戴口罩，方法要正确		
9			4	口罩不可挂在耳边、颈部等处，应暂存于工作服上衣口袋，存放方法正确		
10		工牌正确	5	工作时必须佩戴工作牌于工作服的左上侧，保持牌面清洁，字迹清晰，正面朝外，不拴挂其他饰品		
11		服装整洁	5	护士服应清洁、合体、平整，衣扣扣齐。若衣扣缺损应及时缝好，不得用胶布、别针等代替缺损的衣扣		
12			3	护士服按规定定期更换，有污迹和血迹时应及时更换		
13			5	穿护士服时，内衣不得外露，例如，内衣颜色应为浅色，领子不得高出护士服衣领，衬裙长度不得超过护士裙底边		
14			5	着护士服，不佩戴与工作无关的饰品、物品，衣兜内不放过多的物品，止血钳及胶布、砂轮等物品禁止挂于工作服的腰带上		
15			2	不得穿护士服外出进行与护理工作无关的活动，如就餐、送单据进办公楼等		
16		鞋袜适宜	5	按规定穿着白色护士鞋，鞋面清洁无污渍；穿浅色袜子，如白色或肉色，保持袜子清洁无异味、无脱丝、无破洞		
17	行为规范（20%）	行为举止要求	10	工作时不玩手机，手机处于振动或无声状态；不看与业务无关的书籍，不长时间打私人电话，不扎堆聊天，不干私活，不在护士站吃喝，不大声喧哗		
18			10	工作时坐姿、行走、取或持物及推车时按护士的礼仪行为标准进行，不允许坐靠在护士工作台		
总分						

附表 18　护理行为规范管理质量检查表

检查日期：　　　　　　　　　　　　科室：　　　　　　　　　　　　检查人员：

项目	内容及要求	分值	检查方法	检查情况	扣分
仪容仪表	1.仪表端庄，行为得体，符合工作及安全需要 （4分） 2.头发前不过眉，后不过领，清洁无异味 （3分） 3.面部保持清洁，男护不留胡须，女护着淡妆 （3分） 4.手部保持干净，不留长指甲，不涂有色指甲油 （3分） 5.服饰 （1）工作服保持整洁、合身、平展、无破损，纽扣扣齐，内衣不外露 （1分） （2）工作帽用发卡固定（1分） （3）佩戴胸卡于胸前左上方（1分） （4）工作服衣袖、裤管不得卷起（1分） （5）着裙装时，裙长不超过工作服下沿，穿肉色、无破损丝袜（1分） （6）不佩戴耳环、手链、戒指等（2分）	20	现场查看		
护士仪态	站、坐、走、蹲、推车及持物等仪态符合《护士职业行为与服务规范》(40分)	40			
护士语言	1.工作期间使用普通话 （5分） 2.文明、礼貌用语 （5分） 3.首问负责，及时解释 （3分） 4.做到“四声”：来时问候声、问话有回答声、各种治疗有解释声、离别有道别声（7分）	20	现场查看询问患者		
护士行为	1.做到“四轻”：说话轻、走路轻、操作轻、开关门轻（3分） 2.操作规范，动作轻、稳、准，每项操作均需端治疗盘或推治疗车（3分） 3.尊重患者隐私权，做各项治疗、护理操作时注意遮挡患者（2分） 4.患者入院，值班护士面带微笑，起立迎接，主动帮患者拿行李，引导至床前（3分） 5.患者、家属、来访人员到护士站，护士应面带微笑，主动询问，提供帮助（3分） 6.工作区域内做到“五不准” （不准闲聊、不准干私活、不准看非专业书籍、不准吃零食、不准会客）(2分) 7.工作时间手机置静音状态，操作时不接听电话（2分） 8.遇有行动不便者主动提供帮助，乘电梯时主动礼让（2分）	20	现场查看询问患者		
标准分：100分				得分：	

附表 19　压疮专业学组管理质量检查表

检查日期：　　　　　　　　　　　　科室：　　　　　　　　　　　　检查人员：

序号	检查项目	质量标准	分值	扣分原因	扣分	实得分
1	基础知识（18%）	护士能熟练掌握压疮的基础知识，将理论联系实际用于临床护理工作	3	护士掌握Braden评估中各项评估参数的评分标准		
2			5	护士掌握难免/压疮的概念、压疮分期及临床表现		
3			5	护士能通过图片正确判断压疮的类型		
4			5	护士掌握压疮预防流程		
5	风险评估（20%）	护士能正确评估患者的皮肤情况，及时发现压疮高风险患者，采取防护措施	5	科室高危患者入院有压疮风险评估		
6			5	压疮评估及时，有动态评估		
7			5	风险评估等级与患者实际病情相符		
8			5	评估对象及单因素评估及时准确，无遗漏		

续表

序号	检查项目	质量标准	分值	扣分原因	扣分	实得分
9	上报会诊（20%）	护士知晓压疮管理相关制度和规范	2	当班护士掌握科室高危/难免/压疮患者的情况		
10			3	科室建立难免/压疮风险告知书		
11			5	正确填写难免/压疮报告表，并及时上报		
12			5	护士掌握难免/压疮上报、会诊流程		
13			5	压疮患者建立《伤口动态记录单》，及时准确填写		
14	措施落实（30%）	护士掌握压疮预防及护理措施，并有效落实，防护措施到位	2	卧位正确，床单位整洁		
15			3	高危/压疮患者床头有警示标识		
16			5	Braden 评估表中预防措施具有连续性		
17			5	高危/压疮患者建立翻身卡，定时翻身，有记录且记录及时、完整		
18			5	正确使用防护用具，皮肤护理到位		
19			5	患者及家属知晓压疮的防护知识		
20			5	无非预期发现的压疮发生		
21	知识培训（12%）	科室对压疮护理进展、管理制度及流程规范开展培训业务	2	专人负责伤口管理工作		
22			2	科室有收集及统计的压疮数据		
23			3	科室定期组织理论知识培训，并有记录		
24			5	专业组学习内容及时、完整、有签名		
总分						

附表 20　糖尿病专业学组管理质量检查表

检查日期：　　　　　　　　科室：　　　　　　　　检查人员：

序号	检查项目	权重	得分情况					备注
			10	8	6	4	2	
1	严格无菌操作，按规定着装、洗手、戴口罩	0.5						
2	执行医嘱选取胰岛素制剂，注射时间正确	1						
3	认真评估注射部位，并检查是否有硬结瘢痕，护士简述检查方法正确	0.5						
4	根据胰岛素吸收速率选择注射部位和轮换部位，有交班记录或标识记录	1						
5	胰岛素注射器和针头为一次性使用，胰岛素笔针头每次更换	0.5						
6	需要加入液体中使用的胰岛素做到现用现配，药名下有蓝/黑色标注线，醒目标识，加药后在药名前打“√”并签名、注明加药时间	1						
7	掌握不同胰岛素制剂的储存方法，护士简述保存方法正确	1						
8	胰岛素从冰箱中取出后需要在室温（25～30℃）复温 20 分钟后使用	1						
9	严格执行便携式血糖仪操作规范，操作者洗手或戴手套	0.5						
10	血糖监测盘中物品齐全（血糖仪、采血针、75%乙醇、50%葡萄糖注射液 20ml、注射器、采血管、利器盒）	1						
11	75%乙醇消毒监测部位待干（禁忌使用碘消毒液），弃去第一滴血，无挤压	0						

续表

序号	检查项目	权重	得分情况					备注
			10	8	6	4	2	
12	血糖仪每周用校正液校验，每6个月与大生化仪比对，并有校验、比对记录	1						
13	血糖仪无污迹和血迹。护士掌握低血糖处置原则和方法	0.5						
总分								

评价方法：优—10分，良—8分，中—6分，差—4分，极差—2分。

附表21　静脉治疗专业学组管理质量检查表

检查日期：　　　　科室：　　　　检查人员：

分类	序号	检查项目	权重	得分情况					扣分理由
				10	8	6	4	2	
评估	1	评估患者的年龄、病情、过敏史、静脉治疗方案、药物性质	0.5						
	2	评估穿刺部位皮肤和静脉条件	0.2						
	3	能基本分辨腐蚀性药物、高渗药物、刺激性药物	0.3						
途径与工具	4	输注途径及静脉治疗工具选择合适	1						
	5	脂肪乳、化疗药物及中药制剂使用精密的过滤输液器	0.2						
	6	避光药物应使用避光输液器	0.2						
	7	PICC穿刺及PICC、CVC、PORT置管使用专用护理包	0.5						
	8	配制化疗药物者戴双层手套（内层PVC手套，外层乳胶手套）、一次性口罩，穿防水、无絮状物材料制成、前部完全封闭的隔离衣，佩戴护目镜	0.5						
	9	配制抗肿瘤药物的科室需配备溢出包，内含防水隔离衣、一次性口罩、乳胶手套、面罩、护目镜、鞋套、吸水垫及垃圾袋等	0.5						
	10	置入外周静脉导管使用清洁手套	0.2						
维护及护理	11	各类静脉置管有管道标识，字迹清晰	1						
	12	敷料固定规范、无张力，周边皮肤清洁、干燥	1.5						
	13	护士掌握脉冲式封管操作，表述或操作正确	1						
	14	肝素帽或无针接头无漏液、无血迹、无污迹或取下后应立即更换	0.5						
	15	中心静脉置管建立维护记录单，格式正确，记录准确	1.5						
	16	输液接头（接口）进行输液及推注药液前应用消毒剂多方位擦拭各种接头（接口）的横切面及外周	0.2						
	17	护士至少了解5个静脉治疗相关并发症	0.2						
总分									

评价方法：优—10分，良—8分，中—6分，差—4分，极差—2分。

附表 22　重症监护专业学组管理质量检查表

附表 22-1　危重患者综合质量检查表

检查日期：　　　　　　科室：　　　　　　检查人员：

内容		分值	病区			病区		
			床	床	床	床	床	床
卫生状况	做到“三短、六洁”	5						
	皮肤无污渍及胶布痕迹等	3						
	无异味	2						
掌握“九知道”	每少一个“知道”扣1分	10						
危重护理记录单	病情变化记录及时、规范	2						
	字迹工整、无涂改	2						
	生命体征记录及时	2						
交班报告	无缺漏项	2						
	顺序、格式正确	2						
	内容准确完整	2						
皮肤护理	有压疮评分	2						
	压疮评分高危者有家属签字	2						
	有预防压疮的措施，高危者有标识	3						
导管护理	固定规范	3						
	引流通畅	3						
	标识清晰，有效期有起止时间	3						
	护士知道引流的目的	3						
口腔护理	口腔清洁	3						
	无异味	3						
	口腔护理次数符合要求	3						
会阴护理	会阴部清洁	3						
	会阴部无异味	3						
	会阴护理次数符合要求	3						
健康教育	（术前、术后）检查有教育培训	6						
	健康教育记录完整	3						
人工气道护理	吸痰规范化	3						
	气道湿化方法正确	2						
	气管导管固定正确，有标识	2						
	局部清洁、美观	2						
感控管理	手卫生规范	5						
	医疗废弃物、生活垃圾分类清晰	5						
	多重耐药菌患者管理符合规定	3						
总分								

附表 22-2　人工气道管理质量考核评分标准

检查日期：　　　　　　　　　科室：　　　　　　　　　检查人员：

序号	检查项目	质量标准	分值	扣分原因	扣分	实得分
1	基础知识（30%）	护士能熟练掌握人工气道的基础知识，能够将理论联系实际运用于临床护理工作	5	护士掌握人工气道意外脱管的应急预案		
2			5	护士熟练掌握《呼吸机相关性肺炎预防措施》		
3			5	护士掌握呼吸机及管道消毒原则		
4			5	护士掌握人工气道床旁配备“八个一”		
5			10	护士掌握呼吸机模式设置和参数调整及报警的应急处置		
6	风险评估（15%）	护士能正确评估人工气道情况，对人工气道滑脱高危患者采取有效措施	5	科室对人工气道患者建立评估单		
7			5	评估及时、准确、连续，无遗漏现象		
8			5	风险评估等级与患者实际病情相符		
9	措施落实（40%）	护士掌握人工气道护理措施，并有效落实	5	患者卧位舒适，无禁忌证，床头抬高 30°～45°		
10			5	人工气道安装固定正确，使用时无扭曲、受压		
11			5	配备呼吸机冷凝水收集桶、简易呼吸器、止血钳、备用气切/气管插管		
12			5	呼吸机湿化罐使用蒸馏水，加水及时，不低于刻度线		
13			5	呼吸机集液杯冷凝水及时倾倒，不超过 1/3		
14			5	人工气道湿化方法正确有效，呼吸机连续使用超过 3 天，加用加温加湿器		
15			5	呼吸机使用和人工气道导管标识清晰，有起止时间		
16			5	护士现场操作气管导管气囊压测量方法，压力适当		
17	医院感染控制（15%）	人工气道管理符合医院感染控制要求	2	严格无菌操作，按规定着装，戴口罩、帽子，吸痰前后洗手		
18			2	简易呼吸器一人一消毒，护士现场操作消毒		
19			3	每天 3 次使用软毛牙刷清洁口腔，保持口腔无异味		
20			3	呼吸机管道每 7 天更换，管道清洁无血迹、痰迹		
21			5	吸痰管一人一吸一更换，吸痰液体分口鼻和人工气道使用。建议使用密闭式吸痰管		
总分						

附表 23　疼痛专业学组管理质量检查表

检查日期：　　　　　　　　　科室：　　　　　　　　　检查人员：

检查项目	检查内容及要求	分值	存在的问题	得分
疼痛评估（30 分）	1.疼痛患者床位备有疼痛尺	5		
	2.护士掌握疼痛评估方法	7		
	3.入院/止痛后疼痛评估及时	6		
	4.护士掌握止痛药物副作用的观察及处理	7		
	5.患者能正确表述疼痛程度、性质	5		
疼痛护理（40 分）	1.能正确进行止痛药物相关知识的宣教	5		
	2.按时/及时发放止痛药	7		

续表

检查项目	检查内容及要求	分值	存在的问题	得分
疼痛护理（40分）	3.护士有告知患者及家属止痛药物服用方法	8		
	4.患者/家属能复述止痛药服用方法（剂量、途径、时间等）	8		
	5.患者/家属知晓止痛相关知识	5		
	6.患者及家属了解出院带药的用法及门诊用药流程	7		
疼痛宣教（30分）	1.疼痛患者依从性良好	5		
	2.疼痛评估单记录准确	7		
	3.护理记录单上暴发痛记录完整、准确	7		
	4.疼痛护理记录具有连续性	6		
	5.疼痛护理措施与疼痛评分相符	5		
总分				

附表 24　监护室、术后病房管理检查表

检查日期：　　　　科室：　　　　检查人员：

序号	检查项目	权重	得分情况					备注
			10	8	6	4	2	
1	护士/保洁员在岗在位，职责明确，仪表素质符合要求	0.5						
2	非探视时间无家属陪护，探视人员着装符合要求	0.5						
3	患者信息统一，标识正确	0.5						
4	护士掌握特殊感染/多重耐药菌感染处置规范，落实手卫生制度	0.5						
5	护士掌握一级以上病员“九知道”	1						
6	无菌物品/药品无过期、霉变，药品无混放	1						
7	护士掌握病情观察重点，巡视、报告处置及时	1						
8	病员做到“三短、六洁、三无”，防护措施有效	1						
9	各种管道在位通畅，妥善固定，标识清晰	1						
10	危重患者护理计划修订及时，并落实到位	1						
11	按规定进行各类评估，落实防范措施	1						
12	监护仪、微量泵、肠内营养泵等性能良好，连接到位	1						
总分								

评价方法：优—10分，良—8分，中—6分，差—4分，极差—2分。

附表 25　门诊部护理工作质量检查表

附表 25-1　门诊导诊管理检查

检查日期：　　　　科室：　　　　检查人员：

检查项目		权重	得分情况					备注
			10	8	6	4	2	
服务管理	护士仪表、举止符合要求，热情接待，文明用语	0.5						
	护士及时耐心回答患者问题	0.5						
	主动为行动不便患者提供轮椅等物品	0.5						
环境管理	保持大厅环境整洁，及时整理宣传栏，更新大屏幕信息	0.5						
	清点登记及时、无丢失、无过期	0.5						
技术管理	掌握门诊就诊流程，尤其是预约挂号流程，主动引导患者就诊	1						
	掌握当天出诊专家的排班情况，定期核对门诊排班情况	1						
	掌握各诊区的停诊情况，及时发布停诊公告	1						
	掌握门诊常见病的症状和体征，正确导诊分诊	1						
	接收各类报告单登记清楚，发放准确无误	0.5						
	接待各类投诉耐心，积极协调，登记信息详细	0.5						
总分								

附表 25-2　门诊配诊管理检查

检查日期：　　　　科室：　　　　检查人员：

检查项目		权重	得分情况					备注
			10	8	6	4	2	
服务管理	护士按规定着装，礼节礼貌良好	1						
	能够做到站立服务、主动服务	1						
	护士及时耐心回答患者问题	1						
环境管理	各诊室物品摆放整齐，卫生整洁	0.5						
	各诊室有放置手消毒液	0.5						
	各室空气清新，水、电、空调使用合理	0.5						
	各候诊区患者秩序良好，无吵闹喧哗	1						
技术管理	护士掌握预约挂号及排队系统使用方法，正确设置各科室医生班次及号源	1						
	护士掌握本区医生出诊安排，做好医生出勤管理	1						
	护士掌握本区常见病的健康宣教，正确指导患者疾病注意事项	1						
	配诊台有突发事件及常见疾病应急预案，护士掌握应急处置流程	1						
	周期工作落实，并有记录	0.5						
总分								

附表 25-3　门诊抽血室管理检查

检查日期：　科室：　检查人员：

检查项目		权重	得分情况					备注
			10	8	6	4	2	
服务管理	护士仪表、举止符合要求，热情接待，规范服务用语	0.5						
	准时开窗，按序呼号	0.5						
	遵守在岗在位制度	0.5						
环境管理	抽血室物品定位放置，摆放有序，班班交接	0.5						
	等候区各类标识清晰	0.5						
技术管理	严格规范抽血操作流程，落实手卫生，做到一巾一带	1						
	掌握抽血各检验项目的特殊要求	1						
	及时告知患者抽血注意事项及出报告时间	1						
感控管理	护士掌握标准预防方法，必要时使用防护眼罩、面罩等防护器具	1						
	掌握职业暴露处置流程，做好针刺伤的防护及应急处置	1						
	无菌物品有消毒日期，专柜存放，无过期	0.5						
	抽血室有感染管理护士，工作有记录	0.5						
	锐器盒使用合理，有标明科室、启用时间	0.5						
	垃圾分类标识清楚，医疗垃圾有加盖，医疗废物交接登记完整	1						
总分								

附表 25-4　门诊急救箱及安全管理检查

检查日期：　科室：　检查人员：

序号	检查项目	权重	得分情况					备注
			10	8	6	4	2	
1	急救箱定位放置，有物品示意图，人人熟知	0.5						
2	配备物品齐全、放置整齐	0.5						
3	简易呼吸器装置齐全	0.5						
4	氧气瓶压力正常	0.5						
5	无菌物品包装完整，无过期	1						
6	急救箱药品账物相符，分类清晰，无过期变质	1						
7	有专人负责，每周检查、保养并签名，封条有日期及签名	1						
8	各诊区安全通道保证畅通	1						
9	各诊区灭火器定点摆放、安全有效	1						
10	各楼层隔火帘下方无障碍物	1						
11	门诊大厅及楼层有各种警示标志（如禁烟、防滑、防盗、安全通道警示）	1						
12	护士掌握灭火器的使用方法、突发事件及门诊公共应急预案流程	1						
总分								

评价方法：优—10 分，良—8 分，中—6 分，差—4 分，极差—2 分。

附表 26　急诊科护理工作质量检查表

检查日期：　　　　　　　　科室：　　　　　　　　检查人员：

检查项目		权重	得分情况					备注
			10	8	6	4	2	
人员管理	护士值班在岗、仪表端庄，主动服务	0.5						
	各诊室导诊到位，就诊秩序良好	0.5						
	护理人员业务娴熟，能熟练配合医生进行抢救工作。有高度的警觉性、敏锐的观察力和思维能力，及时发现病情变化，快速反应处理	1						
物品管理	各诊室、治疗室物品摆放整齐、有序	0.5						
	麻醉药品和精神药品“五专”管理，高危药品管理规范	0.5						
	急救物品、药品、器材管理达标（“五定、三无、二及时”）	1						
	注射/输液泵、监护仪、呼吸机等使用过程中运行正常、清洁、线路整齐，标识清晰	0.5						
	贵重仪器建立档案，有维修保养记录	0.5						
质量管理	护士严格落实规章制度，遵守护理操作规程	1						
	护士掌握常见疾病的健康教育	0.5						
	科室应急预案齐全，护士熟练掌握	1						
	管道在位、通畅；有压疮评估及护理	0.5						
	每天空气消毒、每月空气培养，有记录	0.5						
	周期工作落实，有记录	0.5						
	病区环境整洁、有序	0.5						
	护士长有质量检查记录	0.5						
总分								

评价方法：优—10 分，良—8 分，中—6 分，差—4 分，极差—2 分。

附表 27　介入诊疗室工作质量检查表

检查日期：　　　　　　　　科室：　　　　　　　　检查人员：

类型	检查项目	权重	得分情况					备注
			10	8	6	4	2	
人员	护理人员着装规范，职责明确	0.5						
	管理制度健全，严格执行无菌技术操作规程	1						
	室内卫生整洁，每日清洁	0.5						
	掌握介入诊疗技术的适应证、禁忌证	0.5						
操作	布局合理规范，三区、三通道划分明确	0.5						
	各类物品辅料灭菌标记清楚、无过期	1						
	不在科室浸泡消毒物品	0.5						
	每月有空气消毒、培养，有记录	1						
	手术人员手细菌检测合格率 100%	1						
	病情观察细致，患者交接手续完整	1						
	手术患者有防护措施	0.5						
	各类管道通畅、固定妥善	0.5						

续表

类型	检查项目	权重	得分情况					备注
			10	8	6	4	2	
急救	急救药品、液体齐全，无过期变质	1						
	急救物品、器材管理达标（“五定、三无、二及时”）	0.5						
总分								

评价方法：优—10分，良—8分，中—6分，差—4分，极差—2分。

附表28　手术室护理工作质量检查表

附表28-1　手术室护理安全管理检查表

检查日期：　科室：　检查人员：

序号	检查项目	权重	得分情况					备注
			10	8	6	4	2	
1	护士掌握当台手术患者情况及危重患者情况，评估到位，术前准备充分	0.5						
2	护士了解专科急症的应急处置流程	1						
3	护士掌握各类突发事件的应急处置方法	1						
4	病区灭火器在位有效，护士掌握灭火器的使用方法	1						
5	急救器材/设备处于备用状态，标识清楚	0.5						
6	高危药品专柜原盒存放，标识明显	1						
7	麻醉药品定量管理，专人保管，账物相符，严格交接，并有记录	1						
8	护士掌握不良事件处置流程，有护理安全管理登记本	1						
9	病区安全通道通畅，安全门管理符合要求	1						
10	规范执行手术安全核查工作	1						
11	护士严格遵守无菌技术，落实清点制度，主动配合	0.5						
12	信息准确无误，患者按要求佩戴腕带	0.5						
总分								

附表28-2　手术室手术护理文书检查表

检查日期：　科室：　检查人员：

序号	检查项目	权重	得分情况					备注
			10	8	6	4	2	
1	手术护理记录单、单榍栏文字正确、清晰	0.5						
2	手术患者术前情况交接内容填写准确、无遗漏	0.5						
3	科室间患者交接手续齐全，签名完整	0.5						

续表

序号	检查项目	权重	得分情况					备注
			10	8	6	4	2	
4	术前抗生素按要求使用，执行后签字及时	1						
5	压疮、跌倒、防脱管评估及时，预防措施到位	1						
6	记录准确、无遗漏。置入物标识正确	1						
7	术中巡视及时到位、记录准确，特殊情况备注标明	1						
8	术后交接班记录准确、无遗漏，交接无误	1						
9	术后患者静脉、意识管道等情况填写正确，手术护士签名规范	1						
10	手术医生签名准确、无遗漏	1						
11	术后手术护士与手术室接送员交接认真，有接送员签名	1						
12	版面整洁、无错漏改痕迹	0.5						
总分								

附表 28-3　手术室手卫生质量检查表

检查日期：　　　　科室：　　　　检查人员：

序号	检查项目	权重	得分情况					备注
			10	8	6	4	2	
1	护理人员着装规范，职责明确	0.5						
2	管理制度健全，严格执行无菌技术操作规程	0.5						
3	洗手区域布局合理规范，采用非手触式水龙头、流动水	1						
4	配备外科手消毒流程图或文字说明	0.5						
5	手术人员熟知洗手、卫生手消毒原则	1						
6	手术人员卫生手消毒、外科手消毒步骤正确、熟练	1						
7	每次抽测手术人员手细菌检测合格率 100%并备案	1						
8	观察护士接触患者前后是否进行手消毒	1						
9	每个手术间均配有手消毒剂	0.5						
10	配置清洁指甲的用品	0.5						
11	手术人员自觉执行手卫生制度	1						
12	科室手消毒剂消耗量达标	1						
13	各类手消毒液按规定放置，无过期	0.5						
总分								

附表 28-4　手术室无菌包存放区质量检查表

检查日期：　　　　科室：　　　　检查人员：

序号	检查项目	权重	得分情况					备注
			10	8	6	4	2	
1	工作人员着装符合要求和分区规定	0.5						
2	物品摆放整齐，室内清洁无杂物	0.5						
3	人员进入无菌间拿取物品时，洗手、注意手卫生	0.5						
4	非工作人员禁止入内	0.5						
5	无菌物品每月抽样检测 1 次，每月空气培养 1 次	1						
6	各项记录完整、清晰	0.5						
7	无菌物品分类摆放，有标识	1						
8	保证无菌物品干燥，包装完整、无破损，包外标识清楚	1						
9	化学指示胶带变色符合标准	1						
10	根据灭菌时间先放先发	0.5						
11	无过期物品存放	1						
12	无菌物品标识有详细的物品名称、灭菌锅号、锅次、灭菌日期、失效期、打包者个人签字	1						
13	各项记录及时、完整、清晰，追溯资料齐全	0.5						
14	遵守本区规章制度和操作规程	0.5						
总分								

附表 28-5　麻醉科消毒隔离、感染管理质量检查表

检查日期：　　　　科室：　　　　检查人员：

序号	检查项目	权重	得分情况					备注
			10	8	6	4	2	
1	科室感染管理防控小组及感控护士有工作记录	0.5						
2	严格执行无菌操作规程；掌握“七步洗手法”，落实手卫生制度	1						
3	开启的溶媒、治疗盘、消毒液应注明开启时间，未过期；使用的注射器放无菌盘，液体现用现配；无菌物品有消毒日期，专柜存放无过期	1						
4	治疗时做到一人一带；操作台上有手消毒液；操作台上层放治疗盘、无菌物品、药品，下层放污染物品	1						
5	感染手术在专用手术间进行，手术间门口标识清晰	0.5						
6	护士掌握特殊感染及多重耐药菌感染患者及物品处置方法	1						
7	每月按时完成环境微生物监测工作，及时回收、分析监测结果，提供相关纸质记录	1						
8	护士掌握标准预防方法，必要时使用防水围裙、眼罩、面罩等防护器具	1						
9	掌握消毒液浓度、配制方法；浸泡消毒液达到有效浓度，标识清晰	1						

续表

序号	检查项目	权重	得分情况					备注
			10	8	6	4	2	
10	垃圾分类，医疗垃圾加盖放置，医疗废物交接登记本记录完整；锐器盒标明科室、启用时间	0.5						
11	保持抹布分类使用，手术间擦拭一间一巾	0.5						
12	保洁员掌握清洁卫生时消毒液的配制方法	0.5						
13	拖布标识清楚、定位放置，悬挂晾干，按标识专用，使用后消毒	0.5						
总分								

评价方法：优—10 分，良—8 分，中—6 分，差—4 分，极差—2 分。

附表 29 消毒供应中心护理工作质量检查表

检查日期： 科室： 检查人员：

项目	检查内容	权重	得分					备注
			10	8	6	4	2	
人员管理	护士着装整洁规范，服务态度良好	0.5						
	各岗位人员严格执行各项规章制度	0.5						
环境管理	严格划分三区（污染、清洁、无菌）	0.5						
	污染、清洁、无菌三类物品分类放置	1						
	各功能间整洁有序，空气流通	0.5						
	下送下收车洁污分开，标识明显	0.5						
消毒隔离	护士进入无菌间严格着装、风淋	1						
	物品灭菌日期有明显标志，灭菌合格	1						
	无菌物品管理规范，严格交接流程	0.5						
	无菌间每月物表及空气培养，并记录	0.5						
	待灭菌包内物品齐全、无锈/污迹，管腔清洁	1						
	无菌物品有灭菌结果，记录册登记	0.5						
	护士掌握清洗程序及清洗液配制方法	0.5						
	护士掌握自我防护知识与应急处置流程	1						
	护士长有质量检查记录	0.5						
总分								

评价方法：优—10 分，良—8 分，中—6 分，差—4 分，极差—2 分。

附表 30　血液净化科工作质量检查表

检查日期：　　科室：　　检查人员：

分类	检查项目	权重	得分					备注
			10	8	6	4	2	
病区管理	护士严格遵守规章制度，仪表素质符合要求	0.5						
	各室清洁、整齐、安静、保洁员分工明确	1						
	病室内空气新鲜，禁止吸烟，空调使用合理	0.5						
消毒隔离	无菌物品专柜放置，消毒物品未过期	1						
	感染患者分区分机进行隔离透析	0.5						
	护士掌握消毒液配置方法	0.5						
	浸泡消毒液达有效浓度	0.5						
	周期工作落实，有记录	0.5						
	透析间空气检测每月一次，菌落数<500 个/m^3，结果有记录	0.5						
护理技术操作	遵守无菌操作原则，穿刺操作规范	0.5						
	管道固定规范、妥当	0.5						
	认真观察病情，有交接记录	0.5						
	掌握应急预案	0.5						
急救器材	有专人负责、账物相符	0.5						
	仪器设备有使用、维修、保养记录	0.5						
	急救药品、器材管理达标（“五定、三无、二及时”）	0.5						
健教	健康宣教落实，有宣教登记	1						
总分								

评价方法：优—10 分，良—8 分，中—6 分，差—4 分，极差—2 分。

附表 31　产房工作质量检查表

检查日期：　　科室：　　检查人员：

序号	检查项目	权重	得分情况					备注
			10	8	6	4	2	
1	管理制度健全，护理人员着装规范，职责明确	1						
2	布局合理规范，三区、三通道划分明确，各室卫生整洁，保洁员职责分明	1						
3	各类物品敷料灭菌标记明显，无过期	1						
4	隔离待产室及隔离产房标志明显，物品处理符合规定，防护用品齐全	1						
5	接产和手术时常规进行外科洗手，严格遵守无菌操作规程	0.5						
6	接产结束后，器械、物表、地面的清洁消毒及时、规范	0.5						
7	产妇及新生儿交接手续完整，记录及时	0.5						

续表

序号	检查项目	权重	得分情况					备注
			10	8	6	4	2	
8	产妇生产后留分娩室观察2小时，行早接触、早吸吮	1						
9	胎盘、死婴、死胎的处置符合规范	0.5						
10	每月有空气消毒、培养结果，登记及时	1						
11	每次抽测手术人员手细菌检测合格率 100%并备案	1						
12	急救药品、器材管理达标（“五定、三无、二及时”）	1						
总分								

评价方法：优—10分，良—8分，中—6分，差—4分，极差—2分。

附表32　NICU工作质量检查表

检查日期：　　　　科室：　　　　检查人员：

序号	检查项目	权重	分数	备注
1	护士严格遵守规章制度，仪表素质符合要求	0.5		
2	病房门窗及保暖箱安全门是否处于关闭状态	0.5		
3	病室定时通风，进行空气消毒，并签名记录	0.5		
4	急救药品、器材专人负责管理，处于良好备用状态	0.5		
5	在用仪器整洁，每日进行擦拭消毒	0.5		
6	按医嘱进行喂养并记录奶量、大小便的量	0.5		
7	按规定接收、存放、加热、喂养母乳	0.5		
8	患儿床单位整洁，基础护理到位（每日洗澡或擦拭）	0.5		
9	使用高压灭菌奶瓶进行喂养	0.5		
10	统一配奶，有效期在2小时以内	0.5		
11	使用中的新生儿辐射台、保温箱温湿度适宜，保温箱内的湿化水每日定时更换	0.5		
12	蓝光治疗的患儿保护措施（眼罩、尿布）得当	0.5		
13	红臀护理得当，标识清晰，及时汇报医生；无输液外渗情况	0.5		
14	无菌操作符合无菌原则，严格按院感要求做好手卫生，每月有细菌培养监测记录	0.5		
15	严格交接班，做到“四清楚”	0.5		
16	各种管道通畅，妥善固定，标识清楚	0.5		
17	特殊感染的新生儿用品专人专用	0.5		
18	每位患儿配有两条腕带，且标识清晰，并佩戴于患儿身上	0.5		
19	每组液体标明药名、剂量、用法、输入速度	0.5		
20	患儿入室、外出、出院时按规定进行身份核对（手脚印、签名、身份证号）	0.5		
总分				

评价方法：优—10分，良—8分，中—6分，差—4分，极差—2分。

附表 33　干部保健科工作质量检查表

检查日期：　　　　　　科室：　　　　　　检查人员：

分类	检查项目	权重	得分情况					备注
			10	8	6	4	2	
人员管理	护士着装整洁，仪表素质符合要求	0.5						
	值班人员在岗，职责明确	0.5						
环境管理	各室清洁整齐，物品定位，放置有序	0.5						
	治疗室每天空气消毒，每月空气培养，并有记录	0.5						
服务技术管理	护士严格执行操作规程	1						
	无菌物品管理规范，无过期失效	1						
	高危药品管理符合要求	0.5						
	疾病应急预案齐全，护士掌握应急处置流程	0.5						
	急救药品、器材管理严格，专人负责	1						
	出诊箱定点放置，上锁保管，每周清点并记录	1						
	毒麻药品基数相符，班班交接	1						
	仪器设备有使用、维护记录	0.5						
	各类人员培训资料齐全，有宣教实施记录	0.5						
	周期工作落实	0.5						
	执行各项检查，治疗工作记录完整	0.5						
总分								

评价方法：优—10 分，良—8 分，中—6 分，差—4 分，极差—2 分。

附表 34　体检中心工作质量检查表

检查日期：　　　　　　科室：　　　　　　检查人员：

分类	检查项目	权重	得分情况					备注
			10	8	6	4	2	
服务管理	护士按规定着装，礼节礼貌良好	0.5						
	各诊区秩序良好，无吵闹喧哗	0.5						
	各导诊护士站立、主动服务	0.5						
	护士掌握常规体检项目的注意事项	0.5						
环境管理	科室物品摆放整齐、卫生整洁	0.5						
	抽血室整洁、有序，有空气消毒、培养记录	0.5						
服务技术管理	护士严格执行无菌操作规程	1						
	无菌物品管理严格，未过期	1						
	护士落实手卫生制度	1						
	有专科疾病应急预案，护士掌握处置流程	1						
	急救物品、药品备齐，未失效	1						
	仪器设备有使用、维护登记	0.5						

续表

分类	检查项目	权重	得分情况					备注
			10	8	6	4	2	
服务技术管理	周期工作落实，并有记录	0.5						
	各项体检资料按要求通知、登记、领取	0.5						
	各类人员培训管理资料齐全，并有记录	0.5						
总分								

评价方法：优—10分，良—8分，中—6分，差—4分，极差—2分。

附表35　内镜室工作质量检查表

检查日期：　　　　　　　　科室：　　　　　　　　检查人员：

分类	质量标准	权重	得分情况				
			10	8	6	4	2
人员管理	工作人员着装规范，职责明确	0.5					
	保持室内整洁，物品摆放有序	0.5					
	管理制度健全，严格执行内镜操作及洗消操作规程	0.5					
	采集病理标本规范，严格核对，及时送检	0.5					
急救管理	急诊用物齐全，用后及时补齐，并有记录	0.5					
	急救物品、器材管理达标（“五定、三无、二及时”）	1					
患者管理	做好消化内镜检查预约登记，解答检查问题	0.5					
	核对患者信息正确，合理安排检查	0.5					
	检查、治疗过程中认真观察患者的病情变化	0.5					
感控管理	严格遵守内镜及附件洗消规范，做到一人一镜一消毒	1					
	每日测试消毒液浓度，及时更换并记录	1					
	各诊室每日等离子空气消毒2次并登记	0.5					
	阳性患者（结核、HIV、梅毒等）胃肠镜用后按规定时间浸泡消毒，各清洗浸泡槽、灌流管等严格消毒并更换消毒液	1					
	定期进行环境卫生学监测，记录并存档	1					
	内镜检查室各类标识清楚，不同系统（如呼吸系统、消化系统）软式内镜的诊疗工作分室进行	0.5					
其他							
总分							
共100分，一项不符扣2～6分，合格标准90分，合格率>92%							
扣分说明：							

评价方法：优—10分，良—8分，中—6分，差—4分，极差—2分。

附表 36 门诊口腔科工作质量检查表

附表 36-1 门诊口腔科护理管理检查标准

检查日期： 科室： 检查人员：

分类	检查项目	分值	护士姓名	护士姓名	护士姓名	护士姓名	护士姓名
服务管理	护士按规定着装，礼节礼貌良好	5					
	能做到站立服务、主动服务	5					
环境管理	护士及时耐心地回答患者的问题	5					
	各诊室物品摆放整齐、卫生整洁	5					
	各诊室有放置手消毒液	5					
	各诊室空气清新，水、电、空调使用合理	5					
服务技术管理	各诊区患者秩序良好，无吵闹喧哗	5					
	护士落实手卫生制度	5					
	护士掌握常见病的健康教育	10					
	有重点疾病应急预案，护士掌握应急流程	10					
	急救物品、药品备齐，未失效	10					
	仪器设备有使用、维护登记	10					
	周期工作落实，并有记录	10					
	各类人员培训管理资料齐全，有记录	5					
	组长有质量检查及记录	5					
总分							

附表 36-2 口腔科急救器材、药品管理检查表

检查日期： 科室： 检查人员：

序号	检查项目	权重	得分情况					备注
			10	8	6	4	2	
1	抢救物品有专人负责，每周检查并签名	1						
2	有专用急救箱，配置齐全，管理规范	1						
3	急救箱定位放置，有物品基数卡，人人熟知	1						
4	急救箱物品齐全，放置整齐	1						
5	急救箱药品账物相符，分类清楚	1						
6	无菌物品包装完整，无过期，无损坏	1						
7	简易氧气瓶压力正常，吸氧装置齐全，掌握使用方法	1						
8	血压计功能正常，定期清洁	1						
9	开口器、压舌板等物品使用后及时处理	1						
10	组长每周有检查并签名	1						
总分								

评价方法：优—10 分，良—8 分，中—6 分，差—4 分，极差—2 分。

附表 36-3　口腔科消毒感染管理质量检查表

检查日期：　　　　科室：　　　　检查人员：

分类	序号	检查项目	权重	得分情况					备注
				10	8	6	4	2	
护士	1	开启治疗盘、消毒液、棉签，生理盐水、过氧化氢应注明开启时间	1						
	2	使用过的弯盘、镊子、口镜送入消毒室浸泡、清洗，垃圾分类	1						
	3	治疗时做到器械一人一用	0.5						
	4	接触患者前后进行手消毒	1						
	5	护士掌握特殊感染物品的使用	1						
	6	熟练掌握消毒液浓度、配制方法	0.5						
	7	熟练掌握“七步洗手法”	0.5						
	8	每月进行空气、物表、无菌物品的监测	0.5						
保洁员	9	掌握清洁卫生时消毒液的配制方法	0.5						
	10	治疗台面、地面保持清洁	0.5						
	11	拖布标识清楚、定位放置，悬挂晾干，按标识专用，每周消毒一次	1						
	12	保持抹布分类使用	0.5						
	13	患者就诊后牙科综合治疗椅位进行消毒擦拭处理	1						
	14	各诊台有放置手消毒液	0.5						
总分									

评价方法：优—10 分，良—8 分，中—6 分，差—4 分，极差—2 分。

附表 37　生殖中心工作质量检查表

检查日期：　　　　科室：　　　　检查人员：

分类	检查项目	权重	得分情况					备注
			10	8	6	4	2	
技术管理	开启溶媒、治疗盘、消毒液，并注明开启时间	0.5						
	治疗时做到一巾一带，治疗车上配手消毒液	1						
	治疗车上层放置治疗盘、无菌盘、药品，下层放污染物品	0.5						
	观察护士接触患者前后是否进行手消毒	1						
	有专用急救车，物品齐全，放置整齐	1						
	有专人负责，每周检查、保养并签名/上封条有日期及签名	0.5						
环境管理	各诊室患者有序，安静就诊	1						
	环境清洁，物品整齐，无异味	0.5						
患者宣教	患者了解目前本中心有哪些检查和治疗	1						
	接受试管婴儿的患者了解治疗的基本流程	1						
	对接受试管婴儿的患者在治疗过程中进行用药、饮食指导，提供心理健康咨询	1						
	对接受试管婴儿的患者进行取卵前及取卵后、移植前及移植后的健康宣教	1						
总分								

评价方法：优—10 分，良—8 分，中—6 分，差—4 分，极差—2 分。

附表 38　门诊眼科工作质量检查表

检查日期：　　科室：　　检查人员：

检查项目		权重	评分					得分
			10	8	6	4	2	
1	护士仪表整洁，态度和蔼	1						
2	诊区护士在岗在位，主动服务	1						
3	掌握常见病的症状和体征，正确分诊	1						
4	认真观察病情，急症优先安排分诊	1						
5	诊区环境整洁，保持良好的就诊秩序	1						
6	护士掌握专科常见疾病的健康宣教	1						
7	掌握专科应急预案	1						
8	各诊室物品定位放置，摆放有序	1						
9	主动为行动不便的患者提供方便	1						
10	诊疗结束后认真做好诊室的整理工作	1						
总分								

评价方法：优—10 分，良—8 分，中—6 分，差—4 分，极差—2 分。

附表 39　护理文书书写质量检查表

检查日期：　　科室：　　检查人员：

序号	内容	权重	得分情况					备注
			10	8	6	4	2	
1	表、单楣栏文字正确、清晰	0.5						
2	体温单 40～42℃栏填写内容准确、无遗漏	0.5						
3	生命体征及相关数据准确、无遗漏	1						
4	各类抗生素按要求皮试，结果记录正确	1						
5	病情观察、处置及时，措施得当	1						
6	压疮、跌倒、防脱管评估及时，预防措施到位	1						
7	护理记录及时，体现三级查房制度	1						
8	科室间患者交接手续齐全，签名完整	0.5						
9	医嘱执行及时、准确	1						
10	各阶段健康教育落实，有记录签名	0.5						
11	告知制度落实，有患者/家属签名	1						
12	版面整洁、无错漏改痕迹	0.5						
13	出院评价及时、准确	0.5						
总分								

评价方法：优—10 分，良—8 分，中—6 分，差—4 分，极差—2 分。

附表 40　军队伤病员住院满意度调查表

序号	项目	评价结果				
		非常满意	满意	一般	不满意	极不满意
1	护士介绍住院环境及安全规定					
2	对责任护士的工作评价					
3	发药护士有告诉患者吃药方法					
4	护士教患者康复锻炼方法和保健知识					
5	对护士换瓶及时程度的评价					
6	物品、设施损坏后及时维修					
7	对护士的服务态度是否满意					
8	对护士的技术是否满意					
9	护士长能否每天到病房征求意见					
10	对病房卫生及保洁员的工作评价					
您最满意的护士是：						
您最不满意的护士是：						
对护理工作有何意见与建议：						

附表 41　患者满意度调查表

序号	项目	评价结果				
		非常满意	满意	一般	不满意	极不满意
1	护士介绍住院环境及安全规定					
2	对责任护士的工作评价					
3	发药护士有告诉患者吃药方法					
4	护士教患者康复锻炼方法和保健知识					
5	对护士换瓶及时程度的评价					
6	物品、设施损坏后及时维修					
7	对护士的服务态度是否满意					
8	对护士的技术是否满意					
9	护士长能否每周到病房征求意见					
10	对病房卫生及保洁员的工作评价					
您最满意的护士是：						
您最不满意的护士是：						
对护理工作有何意见与建议：						

附表 42　护士对护理工作满意度调查问卷

请您先填写基本信息：

性别：1. □男　　2. □女　　　　　　　　　　年龄：______岁

所在科室：_______（请填写全称）　　　　　在目前医院工作时间：_______年

最高学历：1. □中专及以下 2. □大专 3. □本科 4. □硕士 5. □博士 6. □其他____

职称：　1. □护士　2. □护师　3. □主管护师　4. □副主任护师　5. □主任护师　6. □其他____

工作岗位：1. □临床护理（直接提供护理服务）　2. □护理管理（从事医院护理管理）3. □其他_____

劳动关系：1. □编制　2. □合同　3. □其他_____

个人平均月收入：1. □2000 元以下　2. □2000～2999 元　3. □3000～3999 元　4. □4000～4999 元

5. □5000 元及以上

★以下问题请根据您的“认同或满意程度”在“□”内打“√”

5 非常满意　　4 满意　　3 一般　　2 不满意　　1 非常不满

最好　　　　　　最差　不确定 →

5　4　3　2　　1

1. 工作上有困难时，同事会帮助我。	□	□	□	□	□	□
2. 我和同事间出现矛盾时，能有效沟通并解决问题。	□	□	□	□	□	□
3. 当我对工作有意见或建议时，能与领导进行沟通。	□	□	□	□	□	□
4. 护士长能够根据临床需要和我的意愿进行排班。	□	□	□	□	□	□
5. 工作出现差错时，护士长会帮助我改进工作。	□	□	□	□	□	□
6. 任制整体护理实施以来，我的个人能力及特长得到发挥。	□	□	□	□	□	□
7. 我的工作岗位很重要。	□	□	□	□	□	□
8. 我认为自己的工作量适中。	□	□	□	□	□	□
9. 医院的护理人员配置符合病房护理工作量。	□	□	□	□	□	□
10. 目前的临床护理工作模式使我能够自觉学习。	□	□	□	□	□	□
11. 医院的护理管理方式能够调动我的工作积极性。	□	□	□	□	□	□
12. 管理人员能够发现并及时解决工作中出现的问题。	□	□	□	□	□	□
13. 医院的绩效考核制度激励我全面履行护理职责，为患者提供优质的护理服务。	□	□	□	□	□	□
14. 我对工作环境感到满意。	□	□	□	□	□	□
15. 我在医院有人身安全感和职业安全感。	□	□	□	□	□	□
16. 我愿意继续在本院从事护理工作，直到退休。	□	□	□	□	□	□
17. 我有机会参加医院组织的各种培训。	□	□	□	□	□	□
18. 我有专业技术职称晋升机会。	□	□	□	□	□	□
19. 我的收入和劳动付出相匹配。	□	□	□	□	□	□
20. 我院合同制护士的薪酬待遇和编制内职工一样。	□	□	□	□	□	□
21. 我的福利待遇合理、公正。	□	□	□	□	□	□
22. 我对自己的护理职业生涯发展充满信心。	□	□	□	□	□	□

针对目前开展的优质护理服务，您的意见和建议：

____

XX 医院

X 年 X 月

附表 43　健康教育知晓率调查表

尊敬的患者朋友：

您好！

本问卷旨在了解护士开展疾病健康教育知识的进展及您对相关知识的了解程度，以期为我院护理工作提供帮助及指导。此问卷采取无记名方式，请您根据实际情况在每个项目后面相应空格内打“√”，每一个项目只能作一种回答。谢谢您的配合。

祝您早日康复！

序号	项目内容	非常了解	了解	一般	不了解	非常不了解
1	入院后，对护士详细为您介绍医院环境及注意事项（呼叫、探视时间、送餐时间、医生查房时间等）的评价					
2	在您做检查或手术前后，对护士向您讲解有关注意事项的评价					
3	护士向您介绍治疗、护理中应注意的事项评价					
4	当您向护士咨询有关疾病康复知识时，您对护士回答的内容评价					
5	护士在发药时，您对其向您介绍相关知识（包括药名、剂量、使用方法、作用等）的评价					
6	对护士指导您学习促进疾病康复方法的评价					
7	对护士为您讲解有关饮食知识的评价					
8	当您康复时，护士向您介绍出院后注意事项（包括用药、运动、饮食、管道护理、复诊时间等）的评价					
9	您在住院期间对护士进行健康教育总体情况的评价					
10	表扬：					
11	意见与建议：					

附表 44　各科室周期工作检查登记表

附表 44-1　总务护士周期工作检查登记表

检查时间	10日		15日		25日	30日	周一			周二		周三		周四	周五
项目	各类车辆	中心吸氧	灭火器、消防栓	耗材盘点	空调、等离子、紫外线灯	热水器、电暖气	校正挂钟、电脑时间	血压袖带	贵重仪器检查	门窗	床、床栏、输液轨道	电灯、灯架、电线	保洁员工作	挂牌标志	电动吸引器
	细菌培养	中心吸引	被服		过滤网	微波炉	手消毒液	清洗滤网		水龙头	床头柜、板凳	酒精	输液挂钩		应急灯
月 第 周															
月 第 周															
月 第 周															
月 第 周															
月 第 周															
月 第 周															

注：细菌培养普通病区每季度 1 次，监护室每月 1 次。

附表 44-2　科室周期工作检查表

负责人	当班护士					总务护士		服供护士					护士长
项目	体温计	体温计	血糖仪	微量泵	病房氧/吸接头消毒	酒精	血压袖带、贵重仪器、清洗滤网	急救车	冰箱	治疗柜、药柜	检查大输液药品质量	检查口服药品质量	签名
时间	周一（大夜）	周四（大夜）	周三（早班）	周六（大夜）	每月 10 日（责任护士）	周三	周一	周一	周一	周三	每月5号	每月10号	
*月													
*月													
*月													

注：各项工作要落实到班次，各科室自定。持物罐等工作不用在此记录，其他消毒物品更换要标明失效期。